CONSCIÊNCIA FONOLÓGICA

EM CRIANÇAS PEQUENAS

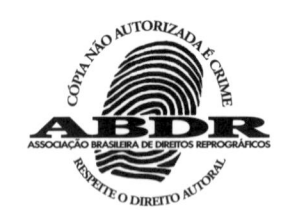

C755   Consciência fonológica em crianças pequenas / Marilyn Jager Adams...
        [et al.]. – Porto Alegre : Artmed, 2006.
        215 p. ; 25 cm.

        ISBN 978-85-363-0595-0

        1. Alfabetização – Crianças. 2. Fonologia. I. Adams, Marilyn
Jager.

CDU 372.4:81'34

Catalogação na publicação: Júlia Angst Coelho – CRB 10/1712

CONSCIÊNCIA FONOLÓGICA

EM CRIANÇAS PEQUENAS

MARILYN JAGER ADAMS
BARBARA R. FOORMAN
INGVAR LUNDBERG
TERRI BEELER

Tradução:
Roberto Cataldo Costa

Adaptação, supervisão e revisão técnica desta edição:
Regina Ritter Lamprecht e Adriana Corrêa Costa

Reimpressão 2012

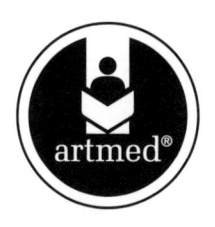

2006

Obra originalmente publicada sob o título
Phonemic Awareness in Young Children: A Classroom Curriculum
ISBN 1-55766-321-1

Originally published in the United States of America by Paul H. Brookes Publishing Co., Inc.
© 1998, Paul H. Brookes Publishing Co., Inc.

Capa
Gustavo Macri

Preparação de originais
Aline Pereira

Supervisão editorial
Mônica Ballejo Canto

Projeto e editoração
Armazém Digital Editoração Eletrônica – Roberto Vieira

Reservados todos os direitos de publicação, em língua portuguesa, à
ARTMED® EDITORA S.A.
Av. Jerônimo de Ornelas, 670 - Santana
90040-340 Porto Alegre RS
Fone (51) 3027-7000 Fax (51) 3027-7070

SÃO PAULO
Av. Angélica, 1091 - Higienópolis
01227-100 São Paulo SP
Fone (11) 3665-1100 Fax (11) 3667-1333

SAC 0800 703-3444

IMPRESSO NO BRASIL
PRINTED IN BRAZIL

Com amor, aos pequenos leitores
e a seus professores, em toda a parte.

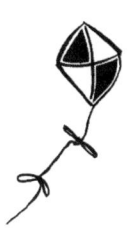

Autores

MARILYN JAGER ADAMS, PH.D.

Professora convidada na Escola de Pós-Graduação em Educação da Universidade de Harvard. Obteve seu Ph.D. em Psicologia do Desenvolvimento na Universidade Brown, em 1975. Em 1995, recebeu um Prêmio Sylvia Scribner, da Associação Norte-americana de Pesquisa em Educação (American Educational Research Association – AERA), por sua contribuição destacada à educação por meio de pesquisa.

Autora da pesquisa sobre a leitura e sua aquisição, *Beginning to Read: Thinking and Learning About Print* (MIT Press, 1990). Principal autora de *Collections for Young Scholars* (SRA/McGraw-Hill, 1995) e *Odyssey. A Curriculum for Thinking* (Charlesbridge, 1986).

Foi vice-presidente (1995-1997) da AERA e membro da Comissão de Estudos do Comitê de Prevenção a Dificuldades de Leitura em Crianças Pequenas da National Academy of Sciences, do Comitê Consultivo para Pesquisa e Desenvolvimento de Conselho Universitário e do Comitê de Planejamento da Avaliação Nacional dos Avanços Educacionais na Leitura de 1992. É membro das comissões nacionais assessoras do Consortium on Reading Excellence (CORE), da Orton/International Dyslexia Society, da Society for the Scientific Study of Reading e do Neuhaus Education Center. Também do Literacy Advisory Board de *Sesame Street* e de *Between the Lions,* um programa de televisão voltado a crianças de 4 a 7 anos. Também trabalhou em produtos anteriores voltados à alfabetização, com diversos grupos ligados ao *software* educativo, entre eles Apt Productions, Breakthrough, Cast, Disney Interactive, Microsoft, Sunburst/Software for Success, 7th Level e The Waterford Institute.

BARBARA R. FOORMAN, PH.D.

Doutorado na Universidade da Califórnia, em Berkeley. É professora de pediatria e diretora do Center for Academic and Reading Skills na Faculdade de Medicina da Universidade do Texas, em Houston. Pesquisadora Principal do fundo financiado pelo National Institute of Child Health and Human Development (NICHD), chamado "Intervenções precoces para crianças com problemas de leitura". Além de muitos artigos em livros e publicações acadêmicas relacionados ao desenvolvimento da linguagem e da leitura, foi organizadora de *Reading Acquisition: Cultural Constraints and Cognitive Universals* (Lawrence Erlbaum Associates, 1986). É membro do conselho editorial da publicação *Journal of Learning Disabilities* e foi organizadora convidada de edições especiais de *Scientific Studies of Reading, Linguistics and Education* e *Journal of Learning Disabilities.* Membro do Comitê de Prevenção às Dificuldades de Leitura em Crianças Pequenas da National Academy of Sciences. Membro da diretoria da Society for the Scientific Study of Reading e do Consortium on Reading Excellence (CORE).

INGVAR LUNDBERG, PH.D.

Professor de Psicologia do Desenvolvimento na Universidade de Ume. Integrou o comitê dirigente da maior pesquisa sobre aquisição de leitura no mundo, incluindo mais de 30 países. Membro do Departamento de Psicologia da Universidade de Gotemburgo, na Suécia, onde dirige um programa de pesquisa em dificuldades de comunicação.

TERRI BEELER, ED. D.

Professora assistente no Departamento de Educação Urbana da Universidade de Houston. Coordenadora do programa de educação de professores, baseado em trabalho de campo. Realiza trabalhos com desenvolvimento de pessoal e consultoria na área de desenvolvimento inicial da alfabetização, especialmente em consciência fonêmica e leitura orientada. Ela também é coeditora de *State of Reading,* a revista da Texas State Reading Association, e autora de *I Can Read, I Can Write: Creating a Print-Rich Environment* (Creative Teaching Press, 1993).

ADAPTAÇÃO À LÍNGUA PORTUGUESA

REGINA RITTER LAMPRECHT

Doutora em Letras pela PUCRS, área de concentração Linguística Aplicada. Docente do Programa de Pós-Graduação em Letras da PUCRS. Coordenadora do Programa de Pós-Graduação em Letras da PUCRS. Coordenadora do Centro de Estudos sobre Aquisição e Aprendizagem da Linguagem (CEAAL).

Pesquisadora do CNPq. Orientadora de pesquisas de Mestrado e Doutorado na área da Aquisição da Linguagem.

Coautora de *Avaliação Fonológica da Criança* (Yavas, Hernandorena e Lamprecht [Artmed, 1992]); *CONFIAS – Consciência Fonológica: Instrumento de Avaliação Seqüencial* (Moojen, Lamprecht, Santos, Freitas, Brodacz, Costa e Guarda [Casa do Psicólogo, 2003]) e de *Aquisição Fonológica do Português* (Lamprecht, Bonilha, Freitas, Matzenauer, Mezzomo, Oliveira e Ribas [Artmed, 2004]).

ADRIANA CORRÊA COSTA

Fonoaudióloga Clínica. Doutoranda em Educação na UFRGS, área de concentração Psicopedagogia, Sistema de Ensino/Aprendizagem e Educação em Saúde. Mestre em Letras pela PUCRS, área de concentração Linguística Aplicada. Especialista em Psicopedagogia pela FAPA.

Docente no Curso de Especialização em Psicopedagogia Clínica da UNILASALLE e no Curso de Especialização em Alfabetização da FAPA.

Coautora de *CONFIAS – Consciência Fonológica: Instrumento de Avaliação Seqüencial* (Moojen, Lamprecht, Santos, Freitas, Brodacz, Costa e Guarda [Casa do Psicólogo, 2003]).

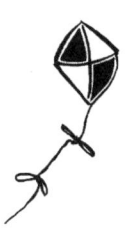

Agradecimentos

As atividades reunidas aqui são o resultado do trabalho conjunto de muitas pessoas. As pesquisas sobre este programa de consciência fonológica foram financiadas pelos fundos Nº HD30995, *Early Interventions for Children with Reading Problems*, e HD28172, *Detecting Reading Problems by Modeling Individual Growth*, do National Institute of Child Health and Human Development (NICHD). Os pesquisadores foram os Drs. Barbara Foorman, David Francis e Jack Fletcher. Gostaríamos de agradecer a Debbie Winikates, Angeliki Mouzaki, Pat McEnery, Richard Williams e Christopher Scatschneider por sua contribuição a essas investigações.

Também gostaríamos de agradecer aos professores de pré-escola na Liestman e Boone e no Alief Independent School District, e aos professores de pré-escola de Alcott, Douglass, Texas Southern University/Houston Independent School District (TSU/HISD) Lab School, e Turner Elementary Schools no Houston Independent School District, que realizaram testes de campo com o programa em suas salas de aula e nos apresentaram avaliações valiosas, especialmente Sunni Markowitz. Gostaríamos também de agradecer aos alunos de pré-escola por nos ajudar a entender como as crianças pequenas pensam sobre a língua. Agradecimentos especiais a Ase Huggins, por sua ajuda valiosa na tradução do programa a partir do dinamarquês, e a Elaine Niefeld e Lisa Rapisarda, por sua paciência e seu excelente apoio editorial.

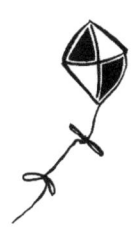

Sumário

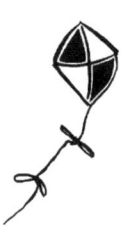

Apresentação à edição brasileira

Regina Ritter Lamprecht
e Adriana Corrêa Costa

O estudo sobre consciência fonológica tem despertado o interesse de pesquisadores de diversas línguas alfabéticas, pelo fato de exercer um papel importante no processo de aprendizagem da leitura e da escrita. No Brasil, não somos exceção e temos, também, desenvolvido pesquisas que resultam em contribuição para alfabetizadores, fonoaudiólogos e psicopedagogos.

Nos últimos anos, intensificaram-se os estudos sobre como ajudar a desenvolver, nas crianças, esse conhecimento tão essencial. Decorre daí a importância do trabalho de Marilyn J. Adams, Barbara R. Foorman, Ingvar Lundberg e Terri Beeler.

A edição de *Consciência fonológica em crianças pequenas* que chega aos leitores de língua portuguesa, além da simples tradução do Inglês para o Português, foi totalmente adaptada à nossa realidade e à nossa língua. Todas as atividades propostas, sob forma de jogos, rimas e canções, bem como os exemplos, não fariam sentido se não fossem especialmente elaborados levando em conta o sistema fonológico da nossa língua. Foi também pensando nisso que disponibilizamos sugestões de materiais para uso de alfabetizadores, fonoaudiólogos, psicopedagogos: livrinhos com coleções de rimas, parlendas, historinhas infantis e cantigas.

Para a adequação das atividades foi mantido o espírito e a estrutura daquelas que são apresentadas pelos autores, sendo modificados os itens lexicais de maneira a respeitar o sistema fonológico e as características do léxico do Português. Por exemplo: em alguns exercícios são privilegiadas palavras monossílabas, por serem estas numerosas no Inglês e para tornar a atividade mais fácil. Como no léxico do Português temos maioria de palavras di-, tri- e polissílabas, diminuímos a ênfase nas monossílabas. Outro exemplo: no texto original há advertências aos profissionais para ficarem atentos às possíveis dificuldades das crianças com a distinção entre vogais longas e curtas. Como, no Português, o sistema vocálico é mais simples que no Inglês e não é feita tal distinção, cortamos essas observações.

A adaptação do conteúdo para o Português levou-nos a fazer alguns acréscimos. Assim, no Capítulo 1, acrescentamos uma bibliografia com trabalhos sobre consciência fonológica que estão disponíveis em língua português. Essas publicações são fruto de pesquisas feitas no Brasil, trazendo experimentos realizados com crianças falantes de Português, inseridas em escolas brasileiras. Esta é uma listagem com trabalhos recentes, na qual transparece a importância que é atribuída pelos pesquisadores à investigação sobre a consciência fonológica em crianças pequenas e em adultos analfabetos.

Também inserimos, no Anexo F, que contém uma bibliografia comentada de livrinhos infantis em língua inglesa, uma lista de livrinhos editados em Português que é acessível e está pronta para uso. No entanto, mantivemos a bibliografia original porque a mesma traz um pequeno resumo de cada história, a qual, acreditamos, pode ser útil aos profissionais que queiram elaborar material próprio para seu trabalho.

Na adaptação, foram tomadas duas decisões quanto ao emprego de termos que são da área da Fonologia.

A primeira decisão refere-se ao uso de *consciência fonológica* e *consciência fonêmica*. Ao longo do texto original, os autores utilizam, na maioria das vezes, o termo *consciência fonêmica*. No entanto, há uma distinção importante a fazer entre esses diferentes termos. A *consciência fonológica* é mais ampla, porque abrange todos os tipos de consciência dos sons que compõem o sistema de uma certa língua. Ela é composta por diferentes níveis: *a consciência fonêmica*, a consciência silábica e a consciência intrassilábica.

Como as atividades propostas pelos autores enfocam todos esses níveis de consciência, decidimos usar, na adaptação, o termo *consciência fonêmica* somente quando se refere ao nível do fonema, e utilizar *consciência fonológica* sempre que se trata do nível mais abrangente.

A segunda decisão refere-se ao uso de *fonema* e de *fone*. Novamente, há uma distinção importante a fazer entre esses dois termos. Um fonema de uma língua é uma abstração, faz parte do sistema fonológico que está na mente dos falantes. Nunca se realiza porque não é pronunciado. As produções dos falantes são os fones da língua – o fone é concreto, é efetivamente realizado por um falante em um momento real. No original, os autores utilizam *fonema* na ampla maioria das vezes. Na adaptação, decidimos distinguir entre *fone* e *fonema*, utilizando *fone* sempre que se tratar da pronúncia de um som.

Esperamos que esse livro traga importantes contribuições para a prática de sala de aula, auxiliando os professores no planejamento de suas atividades. Pretendemos, também, que ele se constitua em um recurso adicional para fonoaudiólogos e para psicopedagogos, na terapia de crianças com dificuldades na aprendizagem de leitura e de escrita.

Principalmente, desejamos que professores/terapeutas e alunos se divirtam tanto quanto nós nos divertimos ao adaptar este programa de atividades em consciência fonológica.

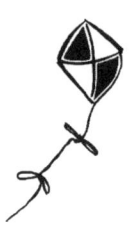

Prefácio

Consciência fonológica é, atualmente, um assunto de grande importância. Crianças que têm consciência dos fonemas avançam de forma mais fácil e produtiva para a escrita e para a leitura criativas. As que não têm consciência dos fonemas correm sérios riscos de não conseguirem aprender a ler. Os educadores que ensinam consciência fonológica descobriram que, fazendo isso, aceleram o crescimento de toda a turma em termos de leitura e de escrita, ao mesmo tempo em que reduzem a incidência de crianças com atraso na leitura. Além disso, perceberam que, prestando atenção à consciência fonológica das crianças, tiram a fônica do campo do treinamento puro, tornando-a mais fácil de ser aprendida e mais interessante para os alunos.

Atualmente, todos os envolvidos na educação de crianças pequenas já ouviram esse tipo de afirmação mais de uma vez. A maioria está convencida da importância de acompanhar e de desenvolver a consciência fonológica de seus alunos. Mesmo assim, são poucos os que receberam ajuda concreta e real nesse empreendimento. O que é consciência fonológica? E como, exatamente, pode-se apoiá-la na sala de aula da pré-escola ou da primeira série?

Ao elaborarmos este livro, nossa intenção foi contribuir para preencher essa lacuna. Nossa introdução, no Capítulo 1, tenta tornar compreensível a natureza da consciência fonológica, de que maneira ela se relaciona com a aquisição da leitura e da escrita e por que ela é difícil. Da mesma forma, cada conjunto de atividades é precedido de uma explicação de sua fundamentação em termos de linguística e de desenvolvimento do letramento. Acima de tudo, esperamos que, ao experimentar estas atividades com seus alunos e observar cuidadosamente suas reações e seu crescimento, você venha a entender melhor a natureza da consciência fonológica.

Este livro baseia-se no programa de Lundberg, Frost e Petersen (1988), desenvolvido na Suécia e na Dinamarca. Mais do que traduzi-lo, acrescentamos, excluímos e modificamos atividades à luz de pesquisas mais recentes, para melhor adequação ao ritmo e à cultura das salas de aula dos Estados Unidos. Para termos certeza de que essas adaptações serviriam para adequar, mas não para prejudicar o produto, testamo-lo em 23 salas de aula de pré-escola em Houston (Texas), durante três anos, avaliando e confirmando o crescimento das crianças em termos de consciência fonológica e incorporando os comentários dos professores sobre o conteúdo. Temos o prazer de oferecê-lo aos professores em todo o mundo de língua inglesa.

REFERÊNCIA

Lundberg, I.; Frost, J.; Petersen, O. P. (1988). Effects of an extensive program for stimulating phonological awareness in preschool children. *Reading Research Quarterly*, 23, 264-284.

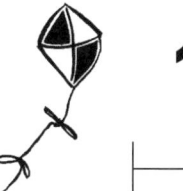

1

Consciência fonológica em crianças pequenas

A NATUREZA E A IMPORTÂNCIA DA CONSCIÊNCIA FONOLÓGICA

Antes que possam ter qualquer compreensão do princípio alfabético, as crianças devem entender que aqueles sons associados às letras são precisamente os mesmos sons da fala. Para aqueles de nós que já sabem ler e escrever, essa compreensão parece muito básica, quase transparente. No entanto, as pesquisas demonstram que a própria noção de que a linguagem falada é composta de sequências desses pequenos sons não surge de forma natural ou fácil em seres humanos.

As pequenas unidades da fala que correspondem a letras de um sistema de escrita alfabética são chamadas de *fonemas*.* Sendo assim, a consciência de que a língua é composta desses pequenos sons se chama *consciência fonêmica*. As pesquisas indicam que, sem o apoio de uma instrução direta, a consciência fonêmica escapa a cerca de 25% dos estudantes de primeira série do ensino fundamental de classe média e a uma quantidade consideravelmente maior daqueles com origens menos ricas em termos de letramento. Mais do que isso, essas crianças acabam apresentando sérias dificuldades para aprender a ler e a escrever (ver Adams, 1990, para uma revisão).

Por que a consciência de fonemas é tão difícil? O problema, em grande medida, é que as pessoas não prestam atenção aos sons dos fones** ao

---

*N.de R.T. Os autores usam o termo "fonema" para a produção de um som. No entanto, a definição, na Teoria Fonológica, é de que os fonemas, por serem abstratos, nunca soam, não são produzidos. O que é produzido é o "fone". Por isso, optamos por distinguir fone/fonema neste livro.

**N. de R.T. Fone – segmento fonético ou som da fala, especificado pelas propriedades fonéticas, articulatórias ou acústicas que o distinguem de todas as outras unidades fonéticas. Fonema – unidade fonolólgica abstrata, contrastiva em uma língua: dois sons são fonemas separados quando a diferença fonética entre ambos causa uma diferença de significado. Ex.: em Português, o contraste entre /f/ e /v/ distingue o significado de *faca* e *vaca*.

produzirem ou escutarem a fala. Em vez disso, processam esses fonemas automaticamente, dirigindo sua atenção ao significado e à força do enunciado como um todo. Sendo assim, o desafio é encontrar formas de fazer com que as crianças notem os fonemas, descubram sua existência e a possibilidade de separá-los. Felizmente, muitas das atividades que há tempos são desfrutadas pelas crianças em idade pré-escolar, envolvendo rima, ritmo, escuta e sons, são ideais para esse propósito. Na verdade, tendo em mente esse objetivo, todas essas atividades podem ser usadas, de forma mais eficaz, no sentido de ajudar a desenvolver a consciência fonológica.

O propósito deste livro é proporcionar atividades concretas que estimulem o desenvolvimento da consciência fonológica na sala de aula da pré-escola ou da escola de ensino fundamental. Ele baseia-se em um programa desenvolvido e validado originalmente por Lundberg, Frost e Petersen (1988) na Suécia e na Dinamarca. Após ser traduzido e adaptado para as salas de aula dos Estados Unidos, ele foi testado com alunos e professores de pré-escola em duas escolas que receberam os chamados fundos de Título I.[*] Também se concluiu que os alunos de pré-escola desenvolvem a capacidade de analisar palavras em sons de forma significativamente mais rápida do que os que não participaram desse programa (Foorman, Francis, Beeler, Winikates e Fletcher, 1997; Foorman, Francis, Shaywitz, Shaywitz e Fletcher, 1997). Tal capacidade de decompor palavras em sons é exatamente a habilidade que promove a leitura bem-sucedida na primeira série (Wagner, Torgesen e Rashotte, 1994).

O QUE DIZEM AS PESQUISAS SOBRE A CONSCIÊNCIA FONOLÓGICA

Embora uma série de diferentes níveis de consciência linguística esteja, de uma forma ou de outra, pressuposta nos diálogos ou nas atividades da instrução inicial à leitura, já foi demonstrado que a consciência de crianças em idade pré-escolar acerca dos fonemas – dos sons da fala que correspondem mais ou menos a cada letra – tem um poder preditivo único, sendo responsável, estatisticamente, por até 50% da variância em sua proficiência na leitura ao final da primeira série (Blachman, 1991; Juel, 1991; Stanovich, 1986; Wagner et al., 1994). Além disso, diante de uma escrita alfabética, o nível de consciência fonológica de uma criança ao entrar na escola é considerado o indicador individual mais forte do êxito que ela terá ao aprender a ler – ou, ao contrário, da probabilidade de que não o consiga (Adams, 1990; Stanovich, 1986).

As avaliações do nível de consciência fonológica de crianças em idade pré-escolar predizem em muito seu futuro sucesso na aprendizagem da leitura. Isso já foi demonstrado não apenas entre estudantes ingleses, mas também entre os suecos (Lundberg, Olofsson e Wall, 1980); os noruegueses (Hoien, Lundberg, Stanovich e Bjaalid, 1995); os espanhóis (deManrique e Gramigna, 1984); os franceses (Alegria, Pignot e Morais, 1982); os italianos (Cossu, Shankweiler, Liberman, Tola e Katz, 1988); os brasileiros (Car-

---

*N.de T. Título I é um fundo do governo americano que fornece programas e serviços para estudantes em desvantagem econômica.

doso-Martins, 1995) e os russos (Elkonin, 1973). As avaliações da capacidade de escolares para prestar atenção e manipular fonemas têm forte correlação com seu êxito na leitura até o final do ensino médio (Calfee, Lindamood e Lindamood, 1973). A consciência fonológica pouco desenvolvida distingue alunos de pré-escola em desvantagem econômica de seus pares mais privilegiados (Wallach, Wallach, Dozier e Kaplan, 1977) e mostrou ser característica de adultos com problemas de alfabetização nos Estados Unidos (Liberman, Rubin, Duques e Carlisle, 1985); em Portugal (Morais, Cary, Alegria e Bertelson, 1979); na Inglaterra (Marcel, 1980) e na Austrália (Byrne e Ledez, 1983). Na verdade, entre os leitores de línguas alfabéticas, os que têm êxito invariavelmente têm consciência fonológica, ao passo que os que carecem dela invariavelmente têm que se esforçar mais (Foorman, Francis, Beeler, et al., 1997; Foorman, Francis, Fletcher, Winikates e Mehta, 1997; Foorman, Francis, Shaywitz, et al., 1997; Stanovich, 1986; Tunmer e Nesdale, 1985).

Sabendo que tantas crianças carecem de consciência fonológica e que ela é fundamental para aprender a ler e a produzir escrita alfabética, começamos a ver a importância de dar lugar à sua instrução. Na verdade, as pesquisas mostram claramente que a consciência fonológica pode ser desenvolvida por meio da instrução e, mais do que isso, que fazê-lo significa acelerar a posterior aquisição da leitura e da escrita por parte da criança (Ball e Blachman, 1991; Blachman, Ball, Black e Tangel, 1994; Bradley e Bryant, 1983; Byrne e Fielding-Barnsley, 1991, 1993, 1995; Castle, Riach e Nicholson, 1994; Cunningham, 1990; Lundberg et al., 1988; Wallach e Wallach, 1979; Williams, 1980).

SOBRE A ESTRUTURA DA LÍNGUA

Para desenvolver a consciência fonológica em *todas* as crianças, os professores devem conhecer um pouco acerca da estrutura da língua, especialmente a fonologia. A *fonologia* é o estudo das regras inconscientes que comandam a produção de sons da fala. A *fonética*, por sua vez, é o estudo da forma como os sons da fala são articulados, e a *fônica* é o sistema pelo qual os símbolos representam sons em um sistema de escrita alfabético. (Para sumários de símbolos fonéticos e classificações de consoantes e vogais em Português, veja as Tabelas 1 a 3 no Anexo A.)

As regras fonológicas restringem a produção de sons da fala por razões biológicas e ambientais. As restrições biológicas devem-se a limitações da produção motora articulatória humana. Por exemplo, os seres humanos não são capazes de produzir as vocalizações de alta frequência das baleias. Outras restrições à nossa capacidade de produzir fala estão relacionadas à forma como nosso cérebro classifica e percebe as unidades mínimas de som que fazem diferença no significado – as unidades a que chamamos *fonemas*.

As diferenças entre os sons de dois fonemas são muitas vezes sutis: compare /b/ com /p/.* Ainda assim, essas diferenças sutis podem sinalizar

---

*N. de R.T. Quando fazemos uma transcrição, o fonema é transcrito entre barras – /l/ – e o fone entre colchetes – [l].

distinções profundas de significado: compare *bote* com *pote*. Felizmente, como os fonemas são as pedras fundamentais para a construção da linguagem, os bebês sintonizam-se aos fonemas de sua língua nativa nos primeiros meses de vida. Contudo, essa sensibilidade aos sons dos fonemas e às diferenças entre eles não é consciente, e sim profundamente enraizada nos mecanismos de atenção subliminar do sistema da língua.

Os fonemas, também, são unidades de fala que são representadas pelas letras de uma língua alfabética. Dessa forma, leitores em desenvolvimento devem aprender a separar esses sons um do outro e a categorizá-los de maneira que permita compreender como as palavras são escritas. É esse tipo de conhecimento explícito e reflexivo que se denomina *consciência fonêmica*. O conhecimento consciente dos fonemas é diferente da sensibilidade inata que sustenta a produção e recepção da fala. Infelizmente, a consciência fonêmica não é fácil de se estabelecer.

Parte da dificuldade de se desenvolver consciência fonêmica é que, de uma palavra a outra e de um falante a outro, o som de um determinado fone pode variar consideravelmente. Esses tipos de variações na forma falada que *não* indicam uma diferença de significado são chamadas de *alofones* de um fonema. Por exemplo, a pronúncia de *sal*, na maior parte das regiões do Brasil, rima com *pau*, já que ambos são produzidos com [u] final, enquanto que em alguns lugares, *sal* só rimará com *sinal*, pois é produzido com [l]. Da mesma forma, as pronúncias das vogais variam muito entre regiões, dialetos e indivíduos.

Na verdade, em função de variações na língua, é difícil dizer exatamente quantos sons existem no Português Brasileiro. Há 27 fonemas e três alofones, mas o número de alofones varia de região para região.

Também é importante notar que os fonemas não são pronunciados na forma de unidades separadas. Na verdade, eles são *coarticulados*, ou seja, quando falamos, fundimos os fone em uma unidade silábica. Por exemplo, quando dizemos *cama* em voz alta, não produzimos quatro fones distintos: [k], [ã], [m], [a]. Nossa pronúncia da consoante inicial é influenciada pela vogal, e esta é influenciada pelas consoantes que vêm antes e depois dela. Dessa forma, falamos de vogais *nasalizadas* antes de consoantes nasais, como nas palavras *ano, tempo* e *ninho*. Como essas vogais são assimiladas pelas consoantes seguintes na fala, a maioria das crianças tem dificuldades especiais para representá-las como fonemas distintos na escrita e na leitura, tanto que, por exemplo, *canto* pode ser lida ou soletrada como C-A-T-O.

Tanto consoantes quanto vogais são afetadas pela coarticulação. Consideremos /t/ e /d/. Diga as palavras *tia* e *dia* da maneira como são produzidas na região sul. O /d/ e o /t/ sofrem a influência do /i/ que vem a seguir, o que não acontecem em *tela* e *dela*. Em termos linguísticos, diz-se que as consoantes alveolares /t/ e /d/ são palatalizadas. (ver Tabela 2 no Anexo A.)

As atividades de consciência fonológica constantes neste programa solicitam às crianças que escutem as semelhanças, diferenças, quantidade e ordem dos sons da fala. Como os exemplos anteriores ilustram, essas atividades podem se tornar difíceis quando o nível fonético da fala não tem uma relação clara ou direta com o nível fonêmico. Mesmo assim, em última análise, é o nível fonêmico que estamos buscando, pois é a consciência dos fonemas que possibilita às crianças entender como o alfabeto funciona – uma compreensão que é fundamental para aprender a ler e a escrever.

Para mais informações sobre fonologia, recomendamos Fromkin e Rodman (1993) e Parker e Riley (1994).* Para mais informações sobre como a fonologia se relaciona com o ensino e a aprendizagem da leitura e da escrita, recomendamos Hull (1985), Moats (1995) e Treiman (1993).** Para mais informações sobre como trabalhar com crianças que têm dificuldades extremas com a produção de sons da fala, recomendamos Lindamood e Lindamood (1975).*** Para mais informações ou auxílio no trabalho com essas crianças, acrescentamos que os terapeutas de fala-linguagem podem ser de muita ajuda. Sua formação lhes dá um conhecimento profundo da fonologia, bem como da sintaxe expressiva e receptiva (ou seja, o sistema de regras pelo qual as palavras podem ser ordenadas em frases).

CONSCIÊNCIA FONOLÓGICA EM CRIANÇAS PEQUENAS: UM PROGRAMA PARA A SALA DE AULA

O restante deste programa apresenta jogos e atividades para serem usados na pré-escola, na primeira série e com alunos de educação especial (ver Anexos B e C). No Anexo D encontra-se uma lista de recursos disponíveis para compra, os quais podem ser usados na apresentação desses jogos.

Observações ao professor de educação especial

As pesquisas revelam que uma consciência fonológica mal desenvolvida é a principal dificuldade para um grande número de crianças que apresentam problemas para aprender a ler. Sendo assim, esses jogos de linguagem também podem ser úteis no programa de educação especial. Assim como no caso do programa original, é importante trabalhar com os jogos regularmente e retomar cada um com frequência, até que tenha sido dominado e possa ser ampliado. Em salas de aula de educação especial, contudo, o programa deve ser iniciado no nível de dificuldade identificado para cada criança e seguido a partir desse ponto. Além disso, diferentemente do programa original, uma área específica deve ser dominada antes que se introduzam atividades da próxima. As sílabas, por exemplo, devem ser estabelecidas firmemente antes de se avançar para sons iniciais.

---

*N. de R.T. Em Português, recomendamos Lamprecht et al. (2004).
**N. de R.T. Em Português, recomendamos Scliar-Cabral (2003a,b).
***N. de R.T. Em Português, recomendamos Riper e Emerick (1997) e Fletcher e MacWhinney (1997).

A estrutura do programa

A estrutura subjacente ao programa segue a metodologia de ensino, amplamente aceita, de apresentar, praticar, ampliar e retomar as diversas tarefas fonológicas. Novos desafios fonológicos são apresentados em uma progressão gradual, passo a passo, juntamente com aqueles apresentados e praticados anteriormente. Desenvolvido para ser "fácil de usar" pelos professores, o programa inclui objetivos, explicações para implementação e precauções em relação a possíveis problemas, bem como um cronograma sugerido para se apresentar e retomar as várias atividades.

As atividades, em si, foram projetadas de tal forma que os professores possam avaliar o avanço de seus alunos, ao observar informalmente suas respostas e seu envolvimento. Particularmente, pede-se que os professores alternem frequentemente, mas de forma imprevisível, ao solicitar respostas do grupo como um todo ou de crianças indicadas por ele. Essa é uma estratégia de duplo propósito: enquanto proporciona ao professor uma forma cotidiana de avaliar o avanço individual, serve também para motivar as crianças a participarem de forma ativa e reflexiva.

O programa também foi projetado com atenção cuidadosa às necessidades de desenvolvimento das crianças pequenas. Todas as sessões são breves, contendo não mais do que duas ou três atividades. Todos os jogos envolvem algum nível de participação ativa, dando às crianças oportunidades de produzir palavras sem sentido ou rimas e ações de sua própria autoria. Além disso, muitos dos jogos são projetados em torno de atividades físicas. Alguns deles também são muito divertidos, e todos são planejados para envolver as crianças.

Embora essa dimensão tenha se mostrado a mais difícil de traduzir (entre outros obstáculos, muitos dos materiais dinamarqueses são um pouco inadequados para os padrões norte-americanos), devemos enfatizar sua importância. Esse programa não apenas entretém as crianças, mas também prende seu interesse e lhes proporciona materiais que elas irão querer lembrar, refletir e retomar, de modo que a aprendizagem irá além do contexto imediato do ensino em termos de pensamento e tempo.

Por fim, uma observação se faz necessária sobre as adaptações e ajustes que fizemos ao montar esta versão do programa. Em primeiro lugar, e mais obviamente, não é possível uma tradução literal de trocadilhos e jogos de linguagem. Necessariamente, substituímos os poemas e as canções originais e recriamos as listas de palavras para captar, em Português, o espírito do jogo fonológico pretendido.[*] Além disso, modificamos atividades em função de diferenças estruturais entre as línguas ou pesquisas mais recentes sobre as dificuldades ou prioridades específicas da fonologia do Português. Em segundo lugar, para facilitar o gerenciamento da sala de aula e o apoio ao professor, refinamos as instruções, acrescentamos material de apoio e, ocasionalmente, modificamos o jogo e a dinâmica das atividades segundo a orientação do nosso trabalho de campo. Em terceiro lu-

---

[*] N. de R.T. O material americano foi adaptado para o uso com crianças brasileiras. Foi feita uma nova lista de palavras para o Português. Entretanto, a estrutura do programa de atividades foi mantida.

gar, e mais importante, acrescentamos todo um novo capítulo ao programa (o Capítulo 9: Introduzindo as letras e a escrita). O programa original envolvia o jogo apenas com a linguagem oral. Como tal, a vantagem em termos de leitura/escrita evidenciada pelos alunos pequenos de Lundberg e colaboradores. (1988) ofereceram uma forte validação a respeito das vantagens de trabalhar a consciência fonêmica em si. Contudo, a razão para esse trabalho é tornar as correspondências entre letra e fonema mais passíveis de serem aprendidas quando forem ensinadas. Seguindo essa filosofia, vários outros estudos recentes têm demonstrado que o impacto do trabalho com a consciência fonêmica no início da leitura e da escrita é melhorado ainda mais quando as correspondências entre letra e fonema são desenvolvidas junto com as correspondências entre fala e fonema (Ball e Blachman, 1990; Blachman et al., 1994; Byrne e Fielding-Barnsley, 1991, 1993, 1995; Hatcher, Hulme e Ellis, 1994). É importante observar que isso não significa um retorno ao método fônico, pois as correspondências letra-fonema não são, em si, apresentadas para memorização mecânica. Em vez disso, são embutidas nas atividades de consciência fonológica de forma a garantir que a apreciação da criança sobre a estrutura fonológica da língua proporcione uma compreensão segura e produtiva da lógica de sua representação escrita.

REFERÊNCIAS

ADAMS, M. J. *Beginning to read: thinking and learning about print.* Cambridge, MA: MIT Press, 1990.

ALEGRIA, J.; PIGNOT, E.; MORAIS, J. Phonetic analysis of speech and memory codes in beginning readers. *Memory and Cognition,* v.10, p.451-456, 1982.

BALL, E.W.; BLACHMAN, B.A. Does phoneme segmentation training in kindergarten make a difference in early word recognition and developmental spelling? *Reading Research Quarterly,* v.26, p.49-66, 1991.

BLACHMAN, B.A. Getting ready to read: Learning how print maps to speech. In: KAVANAGH, J.F. (ed.). *The language continuum: from infancy to literary.* Timonium, MD: York Press, 1991. p. 41-62.

BLACHMAN, B.A.; BALL, E.W.; BLACK, R.S.; TANGEL, D.M. Kindergarten teachers develop phoneme awareness in low-income, inner-city classrooms: Does it make a difference? *Reading and Writing,* v.6, p.1-18, 1994.

BRADLEY, L.; BRYANT, P.E. Categorizing sounds and learning to read: a causal connection. *Nature,* v.301, p.419-421, 1983.

BYRNE, B.; FIELDING-BARNSLEY, R. Evaluation of a program to teach phonemic awareness to young children. *Journal of Educational Psychology,* v.83, p.451-455, 1991.

_____ . Evaluation of a program to teach phonemic awareness to young children: a 1-year follow-up. *Journal of Educational Psychology,* v.85, p.104-111, 1993.

_____ . Evaluation of a program to teach phonemic awareness to young children: a 2- and 3-year follow-up and a new preschool trial. *Journal of Educational Psychology,* v.87, p.488-503, 1995.

BYRNE, B.; LEDEZ, J. Phonological awareness in reading disabled adults. *Australian Journal of Psychology,* v.35, p.185-197, 1983.

CALFEE, R.C.; LINDAMOOD, P.E.; LINDAMOOD, C.H. Acoustic-phonetic skills and reading: Kindergarten through 12th grade. *Journal of Educational Psychology*, v.64, p.293-298, 1973.

CARDOSO-MARTINS, C. Sensitivity to rhymes, syllables, and phonemes in literacy acquisition in Portuguese. *Reading Research Quarterly*, v.30, p.808-828, 1995.

CASTLE, J.M.; RIACH, J.; NICHOLSON, T. Getting off to a better start in reading and spelling: The effects of phonemic awareness instruction within a whole-language program. *Journal of Educational Psychology*, v.86, p.350-359, 1994.

COSSU, G.; SHANKWEILER, D.; LIBERMAN, I.Y.; TOLA, G.; KATZ, L. Awareness of phonological segments and reading ability in Italian children. *Applied Psycholinguistics*, v.9, p.1-16, 1988.

CUNNINGHAM, A.E. Explicit versus implicit instruction in phonemic awareness. *Journal of Experimental Child Psychology*, v.50, p.429-444., 1990

deMANRIQUE, A.M.B.; GRAMIGNA, S. La segmentación fonológica y silábica en niños de preescolar y primer grado. *Lectura y Vida*, v.5, p.4-13, 1984.

ELKONIN, D.B. U.S.S.R. In: DOWNING, J. (ed.). *Comparative reading*. New York: Macmillan, 1973. p. 551-579.

FOORMAN, B.R.; FRANCIS, D.J.; BEELER, T.; WINIKATES, D.; FLETCHER, J.M. Early interventions for children with reading problems: Study designs and preliminary findings. *Learning Disabilities: A Multidisciplinary Journal*, v.8, p.63-71., 1997

FOORMAN, B.R.; FRANCIS, D.J.; FLETCHER, J.M.; WINIKATES, D.; MEHTA, P. Early interventions for children with reading problems. *Scientific Studies of Reading*, v.1, n.3, p.255-276, 1997.

FOORMAN, B.R.; FRANCIS, D.J.; SHAYWITZ, S.E.; SHAYWITZ, B.A.; FLETCHER, J.M. The case for early reading interventions. In: BLACHMAN, B. (ed.). *Foundations of reading acquisition and dyslexia: Implications for early intervention*. Mahwah, NJ: Lawrence Erlbaum Associates, 1997. p.243-264.

FROMKIN, V.; RODMAN, R. *An introduction to language*. 4.ed. New York: Holt, Rinehart & Winston, 1993.

HATCHER, P.J.; HULME, C.; ELLIS, A.W. Ameliorating early reading failure by integrating the teaching of reading and phonological skills: the phonological linkage hypothesis. *Child Development*, v.65, p.41-57, 1994.

HOIEN, T.; LUNDBERG, I.; STANOVICH, K.E.; BJAALID, I. Components of phonological awareness. *Reading and Writing*, v.7, p.171-188, 1995.

HULL, M. *Phonics for the teacher of reading*. 4.ed. Columbus, OH: Charles E. Merrill, 1985.

JUEL, C. Beginning reading. In: BARR, R.; KAMIL, M.L.; MOSENTHAL, P.B.; PEARSON, R.D. (eds.). *Handbook of reading research*. New York: Longman, 1991. v.2, p.759-788.

LIBERMAN, I.Y.; RUBIN, H.; DUQUES, S.; CARLISLE, J. Linguistic abilities and spelling proficiency in kindergartners and adult poor spellers. In: GRAY, D.B.; KAVANAGH, J.F. (eds.). *Biobehavioral measures of dyslexia*. Timonium, MD: York Press, 1985. p. 163-176.

LINDAMOOD, C.; LINDAMOOD, P. *The A.D.D. Program: Auditory Discrimination in Depth*. Austin, TX: PRO-ED, 1975.

LUNDBERG, I.; FROST, J.; PETERSEN, O.P. Effects of an extensive program for stimulating phonological awareness in preschool children. *Reading Research Quarterly*, v.23, p.264-284, 1988.

LUNDBERG, I.; OLOFSSON, A.; WALL, S. Reading and spelling skills in the first school years predicted from phonemic awareness skills in kindergarten. *Scandinavian Journal of Psychology*, v.21, 159-173, 1980.

MARCEL, A. Phonological awareness and phonological representation: investigation of a specific spelling problem. In: FRITH, U. (ed.). *Cognitive processes in spelling.* New York: Academic Press, 1980. p.373-403.

MOATS, L.C. *Spelling: development, disability, and instruction.* Timonium, MD: York Press, 1995.

MORAIS, J.; CARY, L.; ALEGRIA, J.; BERTELSON, P. Does awareness of speech as a sequence of phonemes arise spontaneously? *Cognition,* v.7, p.323-331, 1979.

PARKER, F.; RILEY, K. *Linguistics for non-linguists: a primer with exercises.* 2.ed. Needham, MA: Allyn & Bacon, 1994.

STANOVICH, K.E. Matthew effects in reading: Some consequences of individual differences in the acquisition of literacy. *Reading Research Quarterly,* v.21, p.360-406, 1986.

TREIMAN, R. Beginning to spell: a study of first grade children. New York: Oxford University Press, 1993.

TUNMER, W.E.; NESDALE, A.R. Phonemic segmentation skill and beginning reading. *Journal of Educational Psychology,* v.77, p.417-427, 1985.

WAGNER, R.; TORGESEN, J.K.; RASHOTTE, C.A. Development of reading-related phonological processing abilities: New evidence of bidirectional causality from a latent variable longitudinal study. *Developmental Psychology,* v.30, p.73-87, 1994.

WALLACH, L.; WALLACH, M.A.; DOZIER, M.G.; KAPLAN, N.E. Poor children learning to read do not have trouble with auditory discrimination but do have trouble with phoneme recognition. *Journal of Educational Psychology,* v.69, p.36-39, 1977.

WALLACH, M.A.; WALLACH, L. Helping disadvantaged children learn to read by teaching them phoneme identification skills. In: RESNICK, L.A.; WEAVER, P.A. (eds.). *Theory and practice of early reading.* Hillsdale, NJ: Lawrence Erlbaum Associates, 1979. v.3, p. 227-259.

WILLIAMS, J.P. Teaching decoding with a special emphasis on phoneme analysis and phoneme blending. *Journal of Educational Psychology,* v.72, p.1-15, 1980.

PARA SABER MAIS: SUGESTÕES DE LEITURA EM LÍNGUA PORTUGUESA

CAPELLINI, S.A.; CIASCA, S. Avaliação da consciência fonológica em crianças com distúrbio específico de leitura e escrita e distúrbio de aprendizagem. *Temas sobre Desenvolvimento,* v.8, n.48, p. 17-23, 2000.

CAPOVILLA, A.; CAPOVILLA, F. O desenvolvimento da consciência fonológica em crianças durante a alfabetização. *Temas sobre Desenvolvimento,* v.6, n.35, p. 15-21, 1997.

_____. Treino de consciência fonológica de pré-1 a segunda série: efeitos sobre habilidades fonológicas, leitura e escrita. *Temas sobre Desenvolvimento,* v.7, n.40, p.5-15, 1998a.

_____. *Problemas de leitura e escrita: como identificar, prevenir e remediar numa abordagem fônica.* São Paulo: Memnon, 2000. 251p.

CAPOVILLA, A. G. S., CAPOVILLA, F.C.; SILVEIRA, F.B. O desenvolvimento da consciência fonológica, correlações com leitura e escrita e tabelas de estandardização. *Ciência Cognitiva: Teoria, Pesquisa e Aplicação,* v.2, n.3, p.113-160, 1998b.

CARDOSO-MARTINS, C. A consciência fonológica e a aprendizagem inicial da leitura e da escrita. *Cadernos de Pesquisa,* n.76, p. 41-49, fev. 1991.

_____. A consciência de unidades supra-segmentares e o seu papel na aquisição da leitura. *Temas em Psicologia,* n.1, p. 103-111, 1993.

CARDOSO-MARTINS, C. (org.). *Consciência fonológica e alfabetização.* Petrópolis: Vozes, 1995.

CARDOSO-MARTINS, C.; FRITH, U. Consciência fonológica e habilidades de leitura na síndrome de Down. *Psicol. Reflex. Crit.* [online]. 1999, vol.12, no.1 [cited 25 August 2005], p.209-224. Available from World Wide Web: <http://www.scielo.br/scielo.php

CIELO, C. *Habilidades em consciência fonológica em crianças de 4 a 8 anos de idade.* 194f. Tese (Doutorado em Linguística Aplicada) – Faculdade de Letras, Pontifícia Universidade Católica do Rio Grande do Sul, 2001.

_____ . *Relação entre a sensibilidade fonológica e a fase inicial da aprendizagem da leitura.* 148f. Dissertação (Mestrado em Linguística Aplicada) – Faculdade de Letras, Pontifícia Universidade Católica do Rio Grande do Sul, 1996.

COSTA, A. *Consciência fonológica: relação entre desenvolvimento e escrita*. 156f. Dissertação (Mestrado em Letras) – Faculdade de Letras, Pontifícia Universidade Católica do Rio Grande do Sul, 2002.

_____ . Consciência fonológica: relação entre desenvolvimento e escrita. *Letras de Hoje*, v.38, n.2, jun. 2003, p. 137-153.

DEMONT, E. Consciência fonológica, consciência sintática: Que papel (ou papéis) desempenha na aprendizagem eficaz da leitura? In: GREGÓIRE, J.; PIÉRART, B. *Avaliação dos problemas de leitura - os novos modelos teóricos e suas implicações diagnósticas*. Porto Alegre: Artmed, 1997.

FLETCHER, P.; MAC WHINNEY, B. *Compêndio da linguagem da criança*. Porto Alegre: Artmed, 1997.

FREITAS, G. *Consciência fonológica e aquisição da escrita: um estudo longitudinal*. 133f. Tese (Doutorado em Letras) – Faculdade de Letras, Pontifícia Universidade Católica do Rio Grande do Sul, 2004.

_____ . Consciência fonológica, leitura e escrita. In: PEREIRA, V.W. (org.). *Aprendizado da leitura. Ciências e literatura no fio da história*. Porto Alegre: Edipucrs, 2002. p. 165-176.

FREITAS, G.C.M. Sobre a consciência fonológica. In: LAMPRECHT, R. et al. *Aquisição fonológica do português*. Porto Alegre: Artmed, 2004.

_____ . Consciência fonológica: rimas e aliterações no português brasileiro. *Letras de Hoje*, Porto Alegre, n.132, p. 155-170, 2003.

FREITAS, G.; VIDOR, D. Consciência fonológica em adultos alfabetizados. *Cadernos de Pesquisas em Lingüística*, v.1, n.1, Programa de Pós-Graduação em Letras/Pontifícia Universidade Católica do Rio Grande do Sul, 2005, p.99-102.

LAMPRECHT, R. et al. *Aquisição fonológica do português*. Porto Alegre: Artmed, 2004.

LEYBAERT, J.; ALÉGRIA, J.; DELTOUR, J.-J.; SKINKEL, R. Aprender a ler: o papel da linguagem, da consciência fonológica e da escola. In: GREGÓIRE, J.; PIÉRART, B. *Avaliação dos problemas de leitura – os novos modelos teóricos e suas implicações diagnósticas*. Porto Alegre: Artmed, 1997. cap. 10, p. 143-166.

MALUF, M.; BARRERA, S. Consciência fonológica e linguagem escrita em pré-escolares. *Psicologia: Reflexão e Crítica*, Porto Alegre, v.10, n.1, 1997.

MENEZES, G. *A consciência fonológica na relação fala-escrita em crianças com desvios fonológicos evolutivos*. Dissertação (Mestrado em Linguística Aplicada) – Faculdade de Letras, Pontifícia Universidade Católica do Rio Grande do Sul, 1999.

MOOJEN, S.; LAMPRECHT, R.; SANTOS, R.; FREITAS, G.; BRODACZ, R.; SIQUEIRA, M.; COSTA, A.; GUARDA, E. *Consciência fonológica: Instrumento de avaliação seqüencial – CONFIAS*. Casa do Psicólogo, 2003.

MORAIS, A. A apropriação do sistema de notação alfabética e o desenvolvimento de habilidades de reflexão fonológica. *Letras de Hoje*, Porto Alegre. v.39, n.3, p. 175-192, set. 2004.

NAVAS, A.L.G.P. O papel das capacidades metalinguísticas no aprendizado da leitura e escrita e seus distúrbios. *Pró-Fono Revista de Atualização Científica*, v.9, n.1, p. 66-69, 1997.

POERSCH, J.M. Uma questão terminológica: consciência, metalinguagem, metacognição. *Letras de Hoje*, Porto Alegre, v.33, n.4, 1998.

REGO, L. Diferenças individuais na aprendizagem inicial da leitura: Papel desempenhado por fatores metalingüísticos. *Psicologia: Teoria e Pesquisa,* v.11, n.1, p.51-60, jan./abr. 1995.

RIPER, C.; EMERICK, L. *Correção da linguagem: uma introdução à patologia da fala e à audiologia*. 8.ed. Porto Alegre: Artmed, 1997. 445p.

ROAZZI, A.; DOWKER, A. Consciência fonológica, rima e aprendizagem da leitura. *Psicologia: Teoria e Pesquisa*, v.5, n.1, p.31-55, 1989.

RUSCHEL, S. *O processo de resolução de tarefas de consciência fonológica por crianças de 1ª série*. 123f. Dissertação (Mestrado em Fonoaudiologia). PUC, São Paulo, 2001.

SALLES, J. *O uso das rotas de leitura fonológica e lexical em escolares: relações com compreensão, tempo de leitura e consciência fonológica*. Dissertação (mestrado) - Universidade Federal do Rio Grande do Sul. Instituto de Psicologia. Curso de Pós-Graduação em Psicologia do Desenvolvimento, Porto Alegre, 2001.

SALLES, J.; MOTA, H.; CECHELLA, C.; PARENTE, M.A. Desenvolvimento da consciência fonológica de crianças de primeira e segunda séries. *Pró-Fono Revista de Atualização Científica,* v.11, n.2, p.68-76, 1999.

SALLES, J. F.; PARENTE, M.A.P.P. Relação entre os processos cognitivos envolvidos na leitura de palavras e as habilidades de consciência fonológica em escolares. *Pró-Fono Revista de Atualização Científica*, v.14, n.2, p.141-286, 2002a.

SANTOS, A.A.A. A influência da consciência fonológica na aquisição da leitura e da escrita. In: SISTO, F. et al. *Atuação psicopedagógica e aprendizagem escolar.* Petrópolis: Vozes, 1996.

SANTOS, D.R. dos. *Consciência fonológica - Importância relativa entre rima e aliteração*. 115 f. Dissertação (Mestrado em Linguística e Letras) - Pontifícia Universidade Católica do Rio Grande do Sul, 2003.

SANTOS, M.; NAVAS, A. *Distúrbios de leitura e escrita*. Editora Manole, 2002.

SCLIAR-CABRAL, L. *Guia prático de alfabetização, baseado em princípios do sistema alfabético do português do Brasil*. 1. ed. São Paulo: Contexto, 2003b.

_____ . *Princípios do sistema alfabético do português do Brasil*. São Paulo: Contexto, 2003a.

YAVAS, M.; HERNANDORENA, C.; LAMPRECHT, R. *Avaliação fonológica da criança:* reeducação e terapia. Porto Alegre: Artmed, 1991.

ZORZI, J. *Aprendizagem e distúrbios da linguagem escrita*. Porto Alegre: Artmed, 2003.

_____ . *Aprender a escrever: a apropriação do sistema ortográfico*. Porto Alegre: Artmed, 1998. 115p.

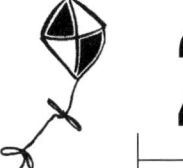

2

Os jogos de linguagem

Quando as crianças entram na pré-escola, suas habilidades linguísticas costumam estar bastante desenvolvidas. Em geral, sua pronúncia é correta, sua gramática é bem sofisticada e são poucos os problemas para se comunicar com os outros ao seu redor. Em suas interações cotidianas, as crianças, em geral, concentram-se no significado e na mensagem daquilo que está sendo dito. Apesar disso, a linguagem também tem outro lado: sua forma e sua estrutura. Redirecionar a atenção do significado da linguagem para a sua forma costuma ser difícil para as crianças nessa idade ou nessa etapa do desenvolvimento. Sendo assim, apesar de suas habilidades impressionantes para falar e para ouvir, elas geralmente não têm qualquer conhecimento consciente e reflexivo das partes das palavras ou de como elas se combinam e se organizam na linguagem oral.

Crianças de pré-escola e de primeira série estão na idade ideal para aprender a ler e a escrever. Contudo, compreender o mapeamento entre a linguagem escrita e a oral depende de um claro conhecimento de frases, palavras e fonemas, porque a linguagem escrita é organizada explicitamente segundo essas unidades.

O objetivo deste programa é desenvolver a consciência linguística das crianças – e, em particular, sua consciência fonológica – de forma a prepará-las cognitivamente para aprender a ler e a escrever. As atividades nos diversos capítulos a seguir foram desenvolvidas, originalmente, para serem usadas com crianças de pré-escola. Com alguns pequenos ajustes de ritmo e de complexidade, contudo, elas também podem ser usadas em ambientes de primeira série e de educação especial (ver Anexo C).

SOBRE O USO DOS JOGOS DE LINGUAGEM

Para que as crianças obtenham o maior benefício desses jogos dirigidos, é importante ater-se a certas "regras".

1. Deve-se jogar regularmente – o ideal é todos os dias, durante cerca de 15 a 20 minutos.
2. Os jogos seguem uma sequência conforme seu grau de dificuldade. Pode-se pular alguns e acrescentar outros, mas a sequência geral de

objetivos deve ser mantida. Uma vez introduzidos, os jogos podem ser retomados em qualquer ordem, com a frequência necessária ou desejada. Os Anexos B e C apresentam sugestões de cronogramas para avançar nas atividades. Tenha em mente que esses cronogramas são apresentados apenas como sugestões e devem ser adaptados, quanto ao ritmo e à complexidade, para melhor responder às necessidades e ao progresso das crianças em cada sala de aula.

3. Antes de dar início ao programa, leia-o na íntegra e familiarize-se com todas as atividades. Se você acha que seus alunos estão preparados, você poderá introduzir uma atividade antes do que sugere o cronograma. Por exemplo, na Atividade 6A (Batendo palmas para os nomes), as crianças de pré-escola poderão ter um êxito razoável já no início do ano, muito antes de estarem prontas para realizar alguma atividade mais complexa, relacionada às sílabas. Mesmo assim, alertamos contra a apresentação dessa atividade sem antes proporcionar às crianças pelo menos alguma introdução aos conceitos de palavras e frases (Capítulo 5).

4. Ao trabalhar com sílabas e fonemas, é importante incluir regularmente atividades envolvendo tanto análise quanto síntese. A *análise* diz respeito a desmembrar ou segmentar palavras faladas em sílabas ou em fonemas. A *síntese* refere-se à aglutinação de sílabas ou de fonemas em palavras faladas bem integradas. Ambas as habilidades são fundamentais para que as crianças aprendam de que forma as letras e as palavras escritas correspondem às unidades de som em palavras faladas. Esse processo de associação é crucial para se aprender a decodificar palavras impressas ao ler e codificar palavras faladas ao escrever.

5. Embora o formato dos jogos seja destinado a ter muito "apelo infantil", eles também são eficazes em termos de instrução. Ou seja, as crianças devem sentir-se como se estivessem brincando, mesmo quando estiverem aprendendo. Não obstante, a expectativa não deve ser de que todas as crianças tenham sucesso imediato em cada atividade. Se fosse assim, não haveria razão para o ensino.

As pesquisas mostram que algumas crianças, por natureza, consideram esse tipo de atividades com a linguagem muito mais fácil do que outras. Você deve contar com o surgimento de uma gama considerável de habilidades entre seus alunos, desde os que têm grande facilidade até os que apresentam intensa dificuldade. Esteja preparado para lidar com essa variedade de forma construtiva. Com essa finalidade, deve-se tomar muito cuidado com a forma como as atividades são apresentadas, de modo que nenhuma criança se sinta fracassada ou impaciente.

Uma maneira de se manter um nível adequado de desafio entre os alunos é variar a complexidade de materiais utilizados em cada jogo. Da mesma forma, ao chamar alunos para responder individualmente em lugar do grupo como um todo, escolha uma criança para quem a dificuldade ou o desafio não seja difícil nem fácil demais. Ao variar a complexidade dos desafios e escolher de forma estratégica determinadas crianças para responder, pode-se encontrar uma forma de fazer com que cada uma delas se sinta bem com seu desempenho, ao mesmo tempo que você está coletando informações sobre o progresso individual.

Na mesma linha, como sugerido no cronograma, novos jogos devem ser apresentados ao mesmo tempo em que os conhecidos ou suas variações são retomados. Isso ajuda a garantir que cada sessão inclua uma diversidade produtiva de novidades e revisões.

Com essa finalidade, os Jogos de Linguagem Avançados são apresentados no Anexo E. Por fim, você deve criar tempo extra para trabalhar com os que ainda precisarem de mais prática. Uma forma de fazê-lo é desenvolver a capacidade de seus alunos de jogarem entre si, em pequenos grupos – jogos especialmente adequados para pequenos grupos são indicados durante as atividades.

Sendo um professor criativo, você começará a ter muitas ideias para novas variações dos jogos, as quais irão aprimorar seu valor e torná-los mais atraentes às crianças. À medida que você desenvolve suas próprias ideias e variações, cuide sempre para que o objetivo da atividade original permaneça intacto.

Lembre-se: crianças não prestam atenção quando estão entediadas ou frustradas e não aprendem quando não prestam atenção.

6. Durante todo o tempo, não se esqueça de que o principal objetivo deste programa é fazer com que as crianças prestem atenção aos aspectos fonológicos da fala e ajudá-las a ouvir e a perceber os fones nas palavras. Você deve pronunciar constantemente as palavras e os sons de forma muito clara e vagarosa e, então, pedir às crianças que pronunciem essas palavras e esses sons em voz alta, para garantir que elas entendam o que está sendo tratado.

Observe, também, que aqueles de nós que já sabem ler e escrever, como consequência alimentam uma série de ilusões sobre a fala. Por exemplo, sua intuição pode lhe dizer que as palavras da fala normal são separadas por breves pausas, mas isso não é verdade, é apenas sua imaginação de alfabetizado enganando-o. Na fala fluente, as palavras sucedem-se de forma contínua, sem quebras, uma depois da outra. Da mesma maneira, você deve ter cuidado para não deixar que seu conhecimento ortográfico o engane sobre a forma como várias palavras soam. Por exemplo, na fala, *chapéu* realmente rima com *pastel*.*

Este não é um programa fônico, é um programa que busca a reflexão sobre os sons da fala. Sendo assim, quando acrescentar a palavra escrita a uma atividade, só o faça para apoiar os objetivos fonológicos da atividade. Não caia na armadilha de distorcer sua pronúncia dos sons e das palavras em função dos nomes das letras ou da ortografia. Nós, adultos, podemos considerar estranho concentrar-nos no som, em vez de na ortografia e no significado de uma palavra, mas, com a prática, o processo torna-se natural.

PANORAMA DO PROGRAMA

Cada capítulo é planejado para desenvolver uma dimensão específica da consciência fonológica, sendo projetado para ser o alicerce do próximo. Dentro dos capítulos, também, os jogos são encadeados segundo a complexidade ou a sofisticação de suas demandas. Os capítulos, por título, e seus principais objetivos, são os seguintes:

---

*N. de R.T. A rima *chapéu-pastel* depende do dialeto falado na região (ver Capítulo 1, "Sobre a estrutura da língua").

- **Jogos de escuta** Estimular a habilidade das crianças de prestarem atenção a sons de forma seletiva.
- **Jogos com rimas** Usar rimas para introduzir os sons das palavras às crianças.
- **Consciência das palavras e frases** Desenvolver a consciência das crianças de que a fala é constituída por uma sequência de palavras.
- **Consciência silábica** Desenvolver a capacidade de analisar as palavras em sílabas, separando-as e sintetizando-as.
- **Introduzindo fonemas iniciais e finais** Mostrar às crianças que as palavras contêm fonemas e introduzir a elas a forma como os fones soam e como os percebemos quando os pronunciamos isoladamente.
- **Consciência fonêmica** Desenvolver a capacidade de analisar as palavras em uma sequência de fonemas isolados, separando-os e sintetizando-os.
- **Introduzindo as letras e a escrita** Introduzir a relação das letras com os sons da fala.
- **Avaliando a consciência fonológica** Avaliar o nível geral de consciência fonológica de suas crianças. O procedimento de avaliação é projetado para ser aplicado em grupos de até 15 crianças de uma vez, com a supervisão de dois professores. A avaliação consiste em seis subtestes:

1. Identificando rimas.
2. Contando sílabas.
3. Combinando fonemas iniciais
4. Contando fonemas.
5. Comparando o tamanho das palavras.
6. Representando fonemas com letras.

No Capítulo 10, são apresentadas instruções precisas para cada subteste, bem como desenhos das figuras para reprodução limitada por parte de cada professor. Como o número de itens por subteste limita-se a cinco, a confiabilidade dos resultados para cada um dos subtestes é fraca. Sendo assim, o teste, por si só, não é adequado para a identificação de crianças em situação de risco no aprendizado da leitura e da escrita. O desempenho médio de seus alunos nesses materiais, contudo, pode ajudá-lo a determinar quanto tempo – ou quanto tempo a mais – permanecer em cada capítulo.

BREVE DESCRIÇÃO DOS JOGOS

Capítulo 3: Jogos de escuta

Neste capítulo o conjunto de atividades tem dois propósitos: o primeiro é familiarizar as crianças com os termos básicos e as dinâmicas das atividades antes de avançar nos jogos de linguagem mais difíceis que vêm a seguir; o segundo é introduzir a elas o desafio de ouvir com atenção. Nos jogos iniciais, pede-se às crianças que identifiquem e organizem em sequências muitos sons do cotidiano, como o vento, vozes que vêm de outras salas, o bater da porta, e assim por diante. Logo após, avançamos para atividades que exigem que elas prestem atenção à fala, como seguir instruções orais.

Capítulo 4: Jogos com rimas

Ao direcionar a atenção das crianças para a estrutura sonora das palavras, o jogo de rimas promove sua consciência de que a fala não tem apenas significado e mensagem, mas também uma forma. Além de apresentar uma variedade de jogos de rima, incluímos uma lista de referências de poesias e de histórias rimadas (ver Anexo F). Mais tarde, no decorrer do ano letivo, versões ampliadas dessas poesias e histórias podem ser retomadas com as crianças, com o objetivo de explorar a escrita. Ao fazê-lo, contudo, resista à tentação de direcionar a atenção das crianças a padrões ortográficos complexos (por exemplo, *táxi*) ou incompatíveis (como *acento-assento*). Nesse momento, isso poderia confundir seu conhecimento ainda incipiente de como funciona o sistema alfabético.

Capítulo 5: Consciência das palavras e frases

Os jogos neste capítulo devem ser explorados até que as crianças entendam que a fala consiste em frases de diferentes tamanhos e que essas frases, por sua vez, consistem em palavras, que também têm diferentes tamanhos. Esse é o primeiro passo no caminho rumo à descoberta de que a linguagem oral é feita de níveis de unidades linguísticas cada vez menores. As descrições específicas de cada atividade incluem sugestões para acrescentar a escrita a essas atividades.

Capítulo 6: Consciência silábica

No capítulo sobre as sílabas, avançamos mais um passo, levando as crianças a descobrir que algumas palavras podem ser divididas em partes menores, isto é, as sílabas. As crianças começam a marcar com palmas seus próprios nomes e avançam para as sílabas de diferentes palavras, por exemplo, *elefante* torna-se *e-le-fan-te* (análise). A seguir, passam a criar palavras a partir de sílabas separadas: *ja-ne-la* torna-se *janela* (síntese, que é mais difícil). Durante esses jogos, é importante pronunciar as palavras com clareza, mas sem distorcê-las, levando em conta a ortografia. Por exemplo, a palavra *massa* deve ser pronunciada como *ma-ssa,* e não *mas-sa*.

Capítulo 7: Introduzindo fonemas iniciais e finais

Neste capítulo, as crianças são levadas a se concentrar no fone inicial de uma palavra, e descobrir como ele soa e como o percebemos quando o pronunciamos de forma isolada. Por exemplo, a palavra *sol* torna-se *s-ol*. As crianças aprendem a formar novas palavras retirando um som inicial, por exemplo, a palavra *mar* torna-se *ar* quando retiramos [m] (análise). Por outro lado, as crianças são levadas a criar novas palavras acrescentando um novo fonema na frente de outras. Como exemplo, [v] na frente de *ela* torna-se *vela* (síntese). Depois de estabelecer esses conhecimentos em relação aos fonemas iniciais das palavras, a atenção das crianças é dirigida aos fonemas finais. Essas atividades tendem a ser difíceis para algumas crianças, podendo demorar um bom tempo antes que todas elas peguem o ritmo.

Capítulo 8: Consciência fonêmica

Só avançamos para a segmentação de palavras em sons individuais (ou seja, fones) quando todas as lições anteriores tiverem sido entendidas. Por exemplo, a palavra *uva* torna-se [u]-[v]-[a]. Para tornar esses conceitos o mais concretos possível para as crianças, recomendamos o uso de blocos coloridos, cubos, fichas ou qualquer outro tipo de contador físico para representar, separadamente, os fonemas das palavras em sequência. Lembre-se sempre de organizar os blocos da esquerda para a direita, para que a direção de leitura seja incorporada aos jogos desde o início.

As crianças também são estimuladas a tocar sua própria boca ao pronunciar, para que se tornem conscientes das diferenças de posição da boca em diferentes fones. Também é uma boa ideia estimulá-las a observar a boca do professor ou olhar as bocas umas das outras enquanto pronunciam os fones.

Capítulo 9: Introduzindo as letras e a escrita

Uma vez que consigam segmentar as palavras em fonemas isolados, as crianças estão prontas para aprender como associar os fonemas às letras. Na verdade, as letras podem facilitar a aprendizagem dos fonemas, dado que oferecem nomes e símbolos visuais para concretizar suas respectivas identidades. É importante lembrar que o objetivo das atividades do tipo letra-fonema apresentadas no Capítulo 9 é apenas levar as crianças a compreender o princípio alfabético básico, ou seja, que as letras na palavra escrita, da esquerda para a direita, representam a sequência de fonemas na palavra falada, do primeiro ao último. Exploram-se apenas situações em que a relação letra-fonema e escrita-palavra apresentem esse princípio.

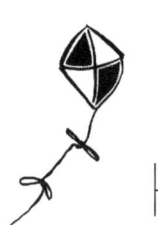

3

Jogos de escuta

Escutar sons que não sejam da fala é relativamente fácil e natural para as pessoas, desde que prestem atenção. Aqui reside o principal motivo para que os Jogos de escuta sejam os primeiros: introduzir as crianças na arte de ouvir ativa, atenta e analiticamente.

Pode-se pedir que escutem muitos sons do cotidiano, tais como o barulho do vento, o zumbido de um ar-condicionado e o bater de uma porta. De olhos fechados, as crianças devem identificar os sons, lembrar-se de sua ordem e descobrir de onde eles vêm. Tendo sido estabelecida a natureza do jogo, as crianças recebem atividades semelhantes com linguagem significativa em lugar de sons do ambiente. Por exemplo, devem ouvir poesias e histórias bem conhecidas, exceto pelo fato de que, de vez em quando, as frases familiares sejam substituídas por outras sem sentido. Ao detectar tais alterações, as crianças estão aprendendo a escutar não em busca do que esperam, mas do que realmente ouvem. Desse modo, introduzimos as crianças na arte de ouvir ativa, atenta e analiticamente.

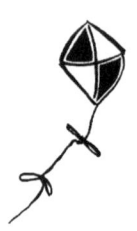

3A

Ouvindo sons

Objetivo

Possibilitar que as crianças explorem seu poder de escuta e pratiquem sua atenção em determinados sons de seu interesse.

Materiais necessários

Gravações de diversos sons (opcional)
Aparelho de som (opcional)

Atividade

Nosso mundo é cheio de sons. Com este jogo, as crianças irão descobrir que, se escutarem, podem ouvir sons da rua, de dentro de casa e mesmo de dentro delas próprias. Antes de começar, fale sobre a diferença entre escutar com os olhos fechados e abertos. A seguir, peça às crianças que se sentem de olhos fechados e somente escutem por alguns instantes. Depois de alguns minutos, convide-as para citar alguns sons que tenham ouvido. Rapidamente, as crianças irão aprender a ouvir com atenção. Entre os sons que poderão ser ouvidos, estão os seguintes:

ato de engolir	pássaros	ruído da copa das árvores
batimentos cardíacos	passos	ventilador
caminhões	pingos de chuva	vento
carros	relógios	vozes
latido de cães	respiração	zumbido das moscas

Variação

• Para uma variação, ou para ampliar a gama de sons que podem ser ouvidos, repita este jogo em um local diferente ou usando gravações.

OBSERVAÇÕES E ATIVIDADES EXTRAS

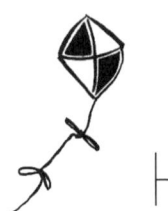

3B

Ouvindo sequências de sons

Objetivo

Desenvolver as habilidades de memória e atenção para pensar sobre as sequências de sons.

Materiais necessários

Objetos que façam sons interessantes e característicos. Alguns exemplos:

abrir a janela ou a gaveta	deixar cair (várias coisas)
amassar papel	derramar água num copo
apitar	dobrar papel
apontar o lápis	escrever com lápis
arranhar	escrever no quadro-negro
assoar o nariz	esfregar as mãos
assobiar	estalar a língua
assoprar	estalar os dedos
bater com os pés	fechar a bolsa
bater o martelo	fechar o livro
bater na parede/na mesa/no colo	ligar o computador
bater palmas	mastigar fazendo barulho
batucar com os dedos	mexer com uma colher de chá
caminhar	pular
carimbar	quebrar bolachas
colorir papel com força	rasgar papel
comer maçã	tocar campainha
cortar com faca	tossir
cortar com tesoura	

Atividade

Neste jogo, as crianças são desafiadas, inicialmente, a identificar sons individuais e, a seguir, identificar cada um em uma sequência deles. As duas coisas serão muito importantes nos jogos de linguagem que virão. As crianças devem cobrir os olhos com as mãos, enquanto você produz um som conhecido, como fechar a porta, tossir ou tocar uma tecla do piano. Ouvindo com atenção e sem espiar, elas devem tentar identificar o som. Quando tiverem entendido o jogo, produza dois sons, um após o outro. Sem espiar, elas devem apontar quais são os dois sons em sequência, dizendo: "Havia dois sons, primeiro ouvimos um _____ e depois ouvimos um _____".

Quando as crianças estiverem à vontade nos pares de sons, produza séries de mais de dois deles para identificar e informar em seguida.

Lembre-se de que é importante pedir que não digam ainda suas respostas até que seja solicitado que o façam, para dar a cada criança a oportunidade de participar mentalmente desses jogos, além disso, para manter a participação de todos e possibilitar a avaliação de cada aluno, é útil solicitar, de modo imprevisível, as respostas, alternando entre o grupo como um todo ou uma criança em especial.

Observação: Devido à importância da habilidade exercitada nesse jogo, invista especial atenção na observação dos progressos e das dificuldades de cada criança. Devem-se criar oportunidades extras para trabalhar com as crianças que estejam tendo problemas com o conceito das sequências ou na produção de suas respostas.

Variações

- Com os olhos das crianças fechados, produza uma série de sons. A seguir, repita a sequência, mas omita um desses sons. As crianças devem identificar o som que foi omitido da segunda sequência.
- Convide as crianças a produzirem sons para que seus colegas identifiquem.
- Esses jogos também oferecem boas oportunidades de retomar, exercitar e avaliar o uso que as crianças fazem dos numerais ordinais, como primeiro, segundo e terceiro. Vale a pena garantir que cada aluno adquira um domínio confortável, tanto na compreensão quanto na expressão desses termos.

OBSERVAÇÕES E ATIVIDADES EXTRAS

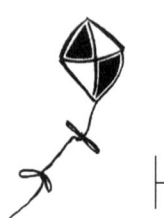

3C

Gato, mia

Objetivo

Estimular a disposição das crianças para escutar de forma sensível e atenta.

Atividade

Enquanto os jogos anteriores eram voltados a desenvolver a capacidade das crianças de escutar seletivamente, este destina-se a ajudá-las a localizar a fonte de um som apenas escutando. Faça com que se sentem quietas, em um círculo. Uma delas, de olhos vendados, deve sentar-se no centro do círculo (ou deitar, fingindo estar "dormindo"). Enquanto isso, pede-se que outra faça o papel de "gato". O "gato" vai a uma parte qualquer da sala e mia. A criança que está no centro do círculo deve tentar apontar para o "gato". Além disso, deve tentar dizer em que parte da sala está o "gato" e qual é a sua posição – se ele está, por exemplo, deitado no chão ou sentado em uma cadeira. O objetivo é indicar de que parte da sala o som está vindo.

Quando a criança no meio do círculo tiver descoberto de onde vem o som, a que estiver se escondendo vai para o meio da sala e, então, é escolhido um novo "gato".

Variação

- As crianças podem utilizar sons de outros animais ("au-au", "piu" e "bzzzz").
- As crianças podem utilizar sons que não sejam de animais, talvez ligados a um determinado tema que esteja sendo estudado na sala de aula. Por exemplo, meios de locomoção.

OBSERVAÇÕES E ATIVIDADES EXTRAS

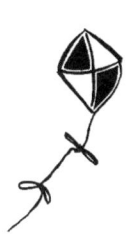

3D

Escondendo o despertador

Objetivo
Localizar um som que, a cada momento, mescla-se facilmente com os sons aleatórios do ambiente. Para localizá-lo com êxito, as crianças devem desenvolver e ampliar a capacidade de estender sua escuta atenta, buscando detectar o som.

Materiais necessários
Relógio ou cronômetro que faça tique-taque

Atividade
Peça que uma das crianças cubra seus olhos. Enquanto ela estiver com os olhos cobertos, esconda um despertador ou um cronômetro que faça tique--taque. A seguir, a criança tira a venda dos olhos e tenta encontrar o relógio pelo ruído. Durante a procura, todas as outras crianças devem ficar bem quietinhas, tentando não dar nenhuma pista.

OBSERVAÇÕES E ATIVIDADES EXTRAS

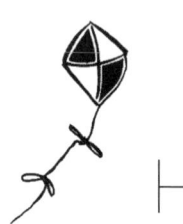

3E

Quem diz o quê?

Objetivo

Ouvir um determinado som e associá-lo a sua fonte.

Materiais necessários

Vários tipos de animais de brinquedo ou figuras de animais
Livro de histórias (opcional)

Atividade

Nesta atividade, os sons são os dos animais e as fontes são os animais que produzem esses sons. Mais tarde, o jogo será jogado com fonemas e letras. Distribua animais de brinquedo ou figuras às crianças e pergunte: *"Que tipo de animal (ruge, mia, pia, etc.)?"*. A criança que tem o brinquedo ou a figura associada deve levantá-lo para que todos vejam, respondendo: *"É um (leão) que (ruge)"*. Vale a pena incluir uma figura ou fotografia de um ser humano e perguntar *"que tipo de animal fala?"*.

Observação: A maioria das crianças considera essa atividade bastante fácil. Isso a torna ideal para ser inserida entre outras, mais difíceis, pois todas as crianças devem se sentir bem-sucedidas em alguma atividade, todos os dias. Entretanto, por ser tão fácil, as crianças irão se cansar dela, a menos que seja variada.

Variação

- Encontre um livro de histórias para crianças que tenha animais como personagens, os quais devem corresponder aos brinquedos que você já distribuiu às crianças. Sempre que o nome de um animal for mencionado no texto, substitua seu nome pelo som que ele faz. A criança que tiver a figura do animal correspondente deve erguê-la.

OBSERVAÇÕES E ATIVIDADES EXTRAS

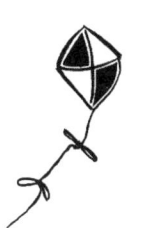

3F

Sussurre seu nome

Objetivo

As crianças devem identificar um som específico a partir de muitos sons semelhantes que escutarão ao mesmo tempo.

Materiais necessários

Venda para os olhos

Atividade

Escolha uma criança (o "ouvinte") e dirija-se com ela a outra parte da sala onde, juntos, vocês possam escolher em segredo o nome de alguma outra criança da sala de aula. A seguir, vende os olhos do "ouvinte".

Enquanto isso, todas as outras crianças ficam de pé, em um círculo, sussurrando seus próprios nomes. O "ouvinte" é guiado em torno do círculo pelo adulto, escutando, em busca do nome que foi escolhido. Ao ouvi-lo, o "ouvinte" abraça aquele que falou.

OBSERVAÇÕES E ATIVIDADES EXTRAS

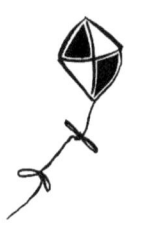

3G

Sem sentido

Objetivo	Desenvolver a capacidade das crianças de prestar atenção a diferenças entre o que esperam ouvir e o que realmente ouvem.
Materiais necessários	Livros de histórias ou poemas conhecidos.

Atividade

Variação

Convide as crianças a sentar e a fechar os olhos, de modo que possam concentrar-se naquilo que ouvem. A seguir, conte uma história ou recite uma poesia conhecida em voz alta para as crianças, mas, de vez em quando, troque suas palavras ou frases, mudando seu significado para algo sem sentido. O desafio para as crianças é detectar tais mudanças sempre que ocorrerem. Quando o fizerem, estimule-as a explicar o que está errado. À medida que o jogo for sendo jogado, inclua variações mais sutis ao longo do ano. Também será útil para apurar a consciência das crianças acerca da fonologia, do léxico, da sintaxe e da semântica da língua.

Como ilustrado na lista a seguir, pode-se alterar qualquer texto de maneira mais ou menos sutil, em uma série de níveis diferentes, incluindo fonemas, palavras, gramática e significado. Por isso, o jogo pode ser retomado, de forma útil e prazerosa, repetidas vezes durante o ano. Mesmo assim, nas primeiras vezes em que se joga, é importante que as mudanças resultem em violações do significado e da organização do texto que sejam relativamente óbvias. A seguir, alguns exemplos de coisas "sem sentido" que podem ser criadas com poemas e rimas conhecidos:

Quem vai ao lugar perde o ar	Reversão de palavras
Quem cochicha o rabo encurta	Substituição de palavras
Pirulito que treme, treme	Substituição de palavras
Atirei um gato no pau	Troca da ordem das palavras (não gramatical)
O cravo com brigou com a rosa debaixo de sacada uma	Troca da ordem das palavras (não gramatical)
Um, dois, ajão com feirroz	Troca de partes das palavras

Nunca me viu, para de cavio?	Troca de partes das palavras
Sempre te vejo, pera de cacevejo!	
Três, quatro feijão no prato	Troca da ordem dos eventos (gramatical)
Um, dois, feijão com arroz	
Vamos dar a meia-volta, volta e meia vamos dar	Troca da ordem dos eventos (gramatical)
Ciranda, cirandinha, vamos todos cirandar	
O cravo ficou ferido e a rosa despedaçada	
O cravo brigou com a rosa debaixo de uma sacada	Troca da ordem dos eventos (gramatical)
Assim que ela me viu, bateu asas e voou	
Eu vi uma barata na careca do vovô	Troca da ordem dos eventos (gramatical)

Observação: Não esqueça de alternar, de surpresa, pedindo ora para todo o grupo, ora para uma só criança responder.

OBSERVAÇÕES E ATIVIDADES EXTRAS

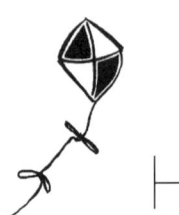

3H

Telefone sem fio

Objetivo

Exercitar a capacidade das crianças de superar distrações, diferenças de pronúncia e assim por diante, enquanto escutam a fala.

Atividade

Sente as crianças em um círculo. A seguir, sussurre alguma coisa para quem estiver à sua esquerda; essa criança irá sussurrar aquilo que ela entendeu a quem estiver à esquerda dela, e assim por diante. Os sussurros continuam, criança por criança, em sentido horário, até que se chegue à última, que dirá em voz alta o que quer que tenha ouvido. Salientamos que este jogo é difícil, por uma série de razões. As crianças menores poderão precisar de prática prévia para passar à esquerda, o que pode ser feito pedindo-lhes que toquem umas às outras ou passem um objeto adiante. Para tornar esse jogo linguisticamente mais fácil, experimente colocar, no início, as crianças em pequenos grupos de não mais do que cinco integrantes. Comece com palavras, depois passe a expressões e, apenas quando as crianças tiverem desenvolvido habilidade (e maturidade), passe a frases completas.

Observação: Talvez seja interessante você se posicionar próximo a crianças com proficiência limitada no Português* para ajudá-las a entender a mensagem e efetivamente passá-la à próxima criança. Se houver muitas crianças na sala com problemas de fala, com pouca proficiência no Português ou com origens linguísticas diversas, é melhor não realizar este jogo.

OBSERVAÇÕES E ATIVIDADES EXTRAS

---

*N. de R.T. Nos Estados Unidos é mais comum haver alunos de diversas origens linguísticas (espanhóis, japoneses, etc.) em uma mesma sala de aula.

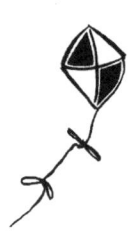

31

Você se lembra?

Objetivo

Exercitar a capacidade das crianças de lembrar e de executar ações em passos sequenciais e, de forma mais geral, desenvolver o tipo de escuta atenta que é necessária para compreender e seguir instruções verbais (ambas as capacidades são extremamente importantes para o aluno em idade escolar).

Materiais necessários

Cartões com figuras (opcionais)

Atividade

Este é um jogo de instruções sequenciais. Instrua a criança que é "a escolhida" a realizar uma série de ações (por exemplo, *"levante-se, levante uma perna, corra até a porta, diga buuuu!"*). Nesse meio tempo, o resto das crianças deve escutar e observar com atenção, fazendo sinal de positivo ou de negativo se a criança escolhida estiver seguindo as instruções corretamente (isto é, executando as ações corretas, na ordem correta).

Nas primeiras vezes em que esse jogo for praticado, as instruções devem ser relativamente simples e curtas. Com as repetições, e dependendo das capacidades da criança que for escolhida, sua duração e sua complexidade sintática podem ser aumentadas para manter um nível adequado de desafio e de benefício educativo. Particularmente, esse jogo e suas variações oferecem uma oportunidade especial para desenvolver a consciência e a compreensão da criança acerca das preposições e das palavras relacionais, como acima, abaixo, atrás, antes, depois, em frente de, no meio, por último, enquanto, até. A seguir, exemplos:

1. Fácil: *"Vá até a mesa. Pegue o livro."*
2. Mais difícil: *"Engatinhe debaixo da mesa. Levante-se. Pegue três livros. Sorria."*
3. Difícil: *"Fique em um pé só, apoiado no pé direito. Dê quatro pulinhos até a mesa. Pegue dois livros enquanto sorri para Rosa."*

Observação: Preste atenção nas crianças para saber quem poderá precisar de mais apoio e prática.

Variações
- Peça que uma criança dê instruções à outra. Para aumentar o envolvimento, pode ser interessante dividi-las em grupos de mais ou menos cinco integrantes.
- Posteriormente, ou com crianças menores, pode ser útil usar cartões com figuras de ações em lugar de instruções verbais.
- Quando as crianças estiverem confortáveis com o jogo básico, jogar "O chefe manda" com a turma toda pode ser uma forma divertida e eficaz de exercitar e de ampliar esse tipo de habilidade de escutar a linguagem.

OBSERVAÇÕES E ATIVIDADES EXTRAS

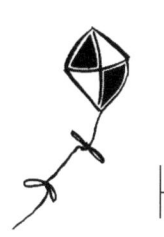

4

Jogos com rimas

A sensibilidade às rimas surge com bastante facilidade para a maioria das crianças. Por isso, os jogos com rimas são uma excelente iniciação à consciência fonológica. Por direcionar a atenção das crianças às semelhanças e diferenças entre os sons das palavras, o jogo com rimas é uma forma útil de alertá-las para a ideia de que a língua não tem apenas significado e mensagem, mas também uma forma física.

Por meio das atividades desta parte do livro, as crianças são convidadas a prestar atenção e a brincar com rimas de muitas formas diferentes. Elas devem escutar histórias rimadas, cantar músicas e recitar poesias com rimas, usando o significado e o ritmo para ajudar a prever determinadas palavras que rimem enquanto escutam, fazendo suas próprias rimas.

Lembre-se de que o propósito dessas atividades é desenvolver a atenção das crianças para os sons da fala. Tendo isso em mente, não há necessidade de chamar a atenção das crianças para a escrita das palavras. Use a escrita somente se as palavras que rimam forem escritas de forma semelhante, caso contrário, isso só confundirá seus alunos. Mais uma vez, a sensibilidade à rima é uma forma muito primitiva de consciência fonológica. Mesmo assim, um bom domínio da rima não é uma garantia de que a criança irá desenvolver consciência fonológica, mas as pesquisas afirmam que ela é um passo importante nessa direção.

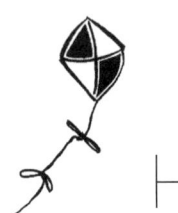

4A

Poesias, canções e versos

Objetivo

Usar poesias, canções e versos para aprimorar a consciência das crianças acerca dos padrões de sons da fala.

Materiais necessários

Livros de poesias ou canções que rimam

Atividade

As poesias, canções ou versos rimados que as crianças já conheçam de cor oferecem oportunidades especiais para o jogo da rima. Para sua conveniência, uma série de poesias, versos e canções que são adequados para as crianças são sugeridos no Anexo G. Inicialmente, apresente às crianças apenas uma ou duas rimas para que elas possam aprender bem. Com o tempo, sempre podem ser acrescentadas mais rimas a seu repertório.

Ao introduzir um novo poema ou canção, leia-o ou recite-o antes para as crianças, enfatizando seu ritmo e exagerando suas rimas. A seguir, relendo verso por verso, as crianças devem repetir cada uma delas em uníssono. Para que possam ouvir e aprender as palavras, o ritmo deve ser lento e deliberado inicialmente, ganhando velocidade aos poucos, à medida que as crianças adquirem domínio.

Variações

- Recite o poema baixinho, mas dizendo as palavras que rimam em voz alta.
- Recite o poema em voz alta, mas diga as palavras que rimam baixinho.
- Recite o poema aumentando o tom de voz à medida que avança.
- Recite o poema baixando o tom de voz à medida que avança.
- Recite o poema em coro ou em roda.
- Faça com que as crianças sentem em círculo e peça-lhes que recitem sucessivamente versos do poema, uma de cada vez, criança por criança.
- Faça com que as crianças sentem em um círculo e peça-lhes que recitem sucessivamente palavras do poema, uma de cada vez, criança por criança.

OBSERVAÇÕES E ATIVIDADES EXTRAS

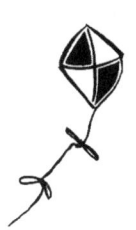

4B

Histórias rimadas

Objetivo

Ensinar as crianças a usar o significado e o ritmo para observar e prever palavras que rimam.

Materiais necessários

Livro com rimas

Atividade

Por sua própria estrutura, as histórias rimadas convidam os alunos a usar o significado e o ritmo para observar e para prever palavras que rimam. Uma bibliografia com sugestões de livros e de histórias é fornecida no Anexo F. Enquanto estiver lendo essas histórias em voz alta, exagere o ritmo e a rima para estimular ativamente a escuta e a antecipação entre as crianças.

Durante a leitura da primeira história com as crianças, aproveite uma oportunidade para reforçar o entendimento, pelas crianças, das palavras *rima* e *rimar*. Antes de ler as histórias subsequentes, verifique se o significado da anterior foi entendido e lembre as crianças de escutarem em busca de palavras que rimam.

Variações

- Quando ler um livro que já seja conhecido das crianças, pare após palavras que rimam e pergunte a elas quais palavras elas ouviram que rimam.
- Como opção, pare antes de ler a segunda palavra de um par que rima, pedindo, antes de continuar, que as crianças adivinhem qual é a palavra que será lida.

OBSERVAÇÕES E ATIVIDADES EXTRAS

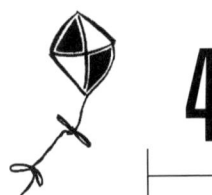

4C

Enfatizando a rima por meio do movimento

Objetivo

Concentrar a atenção das crianças na rima.

Atividade

O jogo multissensorial é, em geral, um meio valioso de atrair a atenção de crianças pequenas. A tradicional música infantil *"O sapo não lava o pé"* oferece uma base excelente para experimentar movimentos físicos no ritmo da rima. As crianças devem sentar-se em círculo com ambas as mãos fechadas à frente. Enquanto todas cantam a música, a pessoa que é "a escolhida" movimenta-se em torno do círculo e (suavemente) marca com batidas as palavras, primeiro na mão direita e depois na esquerda de cada criança. Uma criança cuja mão seja batida na última palavra, ou na palavra que rime, de cada verso (ou seja, em uma das palavras "mágicas") deve colocar essa mão nas costas. Assim que esconder ambas as mãos, a criança estará fora. A última que permanecer com uma das mãos ainda à sua frente torna-se "a escolhida". Em *"O sapo não lava o pé"* as palavras "mágicas" estão em negrito:

O sapo não lava o **pé**
Não lava porque não **quer**
Ele mora lá na lagoa
Não lava o **pé**
Porque não **quer**
Mas que **chulé**!

Variação

* É útil ampliar esse jogo também para outras rimas. Inclua as seguintes:

"Uni Duni Tê" – Palavras mágicas: tê, salamê, minguê, colorê, você.
"Um, dois, feijão com arroz" – Palavras mágicas: dois – arroz; quatro – prato; seis – inglês; oito – biscoito; dez – pastéis.
"Cai, cai balão" – Palavras mágicas: mão, não, sabão.
"Marcha Soldado" – Palavras mágicas: papel – quartel; sinal – nacional.
"Rei, capitão, soldado, ladrão, moço bonito do meu coração" – Palavras mágicas: capitão, ladrão, coração.

OBSERVAÇÕES E ATIVIDADES EXTRAS

Jogos com rimas

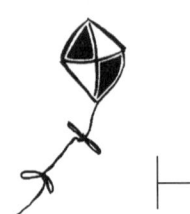

4D

Rima de palavras

Objetivo

Evocar o entendimento de que praticamente qualquer palavra pode ser rimada – e não apenas aquelas que aparecem nos poemas de outras pessoas.

Materiais necessários

Lista de palavras a serem rimadas

Atividade

Neste jogo, você produz uma palavra a ser rimada (por exemplo, *mão*) e sinaliza para que as crianças apresentem uma palavra que rime com ela (por exemplo, *sabão, pão*).

Pode-se aumentar a complexidade do jogo desafiando as crianças para que sugiram uma segunda palavra que tenha um significado relacionado ao da palavra-pista, bem como uma rima para esta palavra (por exemplo, *pé-chulé, gato-rato*). Uma vez que o jogo tenha sido compreendido, cada criança pode ser convidada a responder e a escolher a próxima palavra a ser rimada. Entre os exemplos estão os seguintes:

Café – chulé	chá – ???? (pá, sofá...)
Melão – fogão	banana – ???? (mana, semana...)
Touro – ouro	valente – ???? (gente, pente, dente...)
Pé – picolé	mão – ???? (sabão, avião...)
Bola – cola	futebol – ???? (sol, caracol...)
Papel – quartel	pincel – ???? (chapéu, anel...)
Bala – mala	caramelo – ???? (castelo, martelo...)
Elefante – elegante	aranha – ???? (montanha, lasanha...)
Rato – sapato	dragão – ???? (capitão, botão...)
Amarelo – chinelo	vermelho – ???? (espelho, coelho...)

Observação: Não espere que as crianças pratiquem este jogo como um adulto o faria. Muitas de suas rimas serão palavras sem sentido (inventadas); por exemplo, para a palavra *amarelo* a criança poderá dizer *fafarelo*. Isso não é problema porque o propósito de exercitar a rima é fazer com que as crianças, antes de mais nada, prestem atenção aos sons da fala. Da mesma forma, muitas de suas respostas associativas podem parecer, na melhor das hipóteses, muito pouco relacionadas à palavra-pista, o que, mais uma vez, não é problema. O propósito do jogo é demonstrar que quase qualquer palavra pode ser rimada.

OBSERVAÇÕES E ATIVIDADES EXTRAS

Jogos com rimas

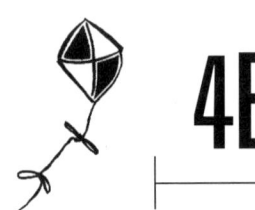

4E

Você sabe rimar?

Objetivo

Ensinar às crianças a utilizar mais as pistas fonéticas para criar rimas.

Materiais necessários

Amostras de frases que rimam

Atividade

Para apresentar este jogo, leia várias frases em voz alta, enfatizando as palavras que rimam. A seguir, desafie as crianças a completar cada rima em voz alta. Para propósitos de avaliação, recomenda-se que você solicite periodicamente respostas de crianças individuais em lugar do grupo todo. Inicie com parlendas, como por exemplo:

Quem **cochicha** o rabo _____ (espicha).
Quem **escuta** o rabo _____ (encurta).
Quem **reclama** o rabo _____ (inflama).

Sol e **chuva**, casamento de _____ (viúva).
Chuva e **sol**, casamento de _____ (espanhol).

Quem vai ao **ar**, perde o _____ (lugar).
Quem vai ao **vent**o, perde o _____ (assento).
Quem vai à **ribeira**, perde a _____ (cadeira).

A seguir, exemplos de frases que podem ser usadas:

Vi um **gato** usando um _____ (sapato).
Lave o **balão** com _____ (sabão).
Um **passarinho** sentado no _____ (ninho).
Meu **calção** caiu dentro do _____ (feijão).
Duas **gatinhas** usando _____ (luvinhas).
A **ovelha** pôs um brinco na _____ (orelha).
Vi um **joão-de-barro** dirigindo um _____ (carro).
O **macaco** estava de _____ (casaco).
O **palhaço** quebrou o _____ (braço).
A **criançada** levou uma _____ (chinelada/ chamada/ martelada/ palmada/ trombada/ vassourada).
No **quartel** tem que usar _____ (chapéu).

O **café** tem gosto de _____ (chulé).
Um **leão** se lavando com _____ (sabão).
Abracadabra, fiz aparecer uma _____ (cabra).
Achei um **tesouro** cheio de _____ (ouro).
Ai que **desgraça**, quebrei a _____ (vidraça/ taça).
Uma **formiga** coçando a _____ (barriga).
Uma **joaninha** amarrando a _____ (fitinha).
A **minhoca** adora comer _____ (pipoca).

Variações

- No início do ano, quando as crianças estiverem aprendendo a rimar, tente inventar novas rimas e cantá-las ao som de "*O sapo não lava o pé*", como segue:

A sapa na lava a pá
Na lava paca na cá
Ala mara lá na laga
Na lava pa paca na cá!

E sepe ne leve pé
Ne leve peque ne qué
Ele mere lê ne legue
Ne leve pé peque ne qué.

Experimente com as outras vogais (*i*, *o* e *u*).

- Você pode, também, substituir algumas palavras, como por exemplo:

O sapo não lava **a mão**
Não lava porque não tem **sabão**.

O sapo não lava o **martelo**
Não lava porque não mora no **castelo**.

- No decorrer do ano, após as crianças terem praticado muito as rimas, elas podem gostar de ler "Você troca?".[*] A parte divertida da brincadeira é que você pode pedir que elas produzam uma frase que rime, como segue:

Você troca um gato **contente**
Por um pato com **dente**?

Você troca um ratinho de camisola
Por...

Você troca um canguru de **pijama**
Por um urubu na **cama**?

Você troca uma taturana molhada
Por...

Você troca um coelho de **chinelo**
Por um joelho de **cogumelo**?

Você troca um espião com preguiça
Por...

Você troca um leão sem **dente**
Por um dragão **obediente**?

---

[*]N. de R.T. Dessa mesma autora (Eva Furnari), você também encontrará o "Não confunda" e o "Assim assado". A referência completa está na bibliografia.

Jogos com rimas

OBSERVAÇÕES E ATIVIDADES EXTRAS

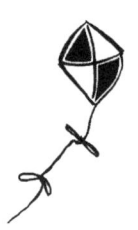

4F

Este navio está levando um(a)...

Objetivo Ensinar as crianças a responder rapidamente, sem qualquer pista de contexto.

Materiais necessários Algo para atirar (bola ou saquinhos com grãos)

Atividade Faça com que as crianças sentem-se em círculo e tenham algo para atirar, como uma bola ou um saquinho com grãos. Para começar o jogo, diga "O navio está levando um *melão*". A seguir, jogue a bola para alguma criança do círculo. Essa criança deverá pensar em outra carga que poderá ser levada pelo navio e que rime com *melão* (como "O navio está levando um *cachorrão*") e jogar a bola de volta a você. Repetindo sua rima original ("O navio está carregado de *melão*"), jogue a bola a outra criança, a qual deverá pensar em uma terceira carga (*pão*). Continue o jogo dessa forma até que as crianças não tenham mais rimas. Então recomece com uma nova carga.

Quando as crianças estiverem boas nas rimas, cada uma pode jogar a bola para outra criança em vez de atirá-la de volta a você. A seguir, a segunda criança deve continuar rimando a partir da palavra sugerida pela primeira.

O navio está levando um *melão*.	(mamão, sabão, pão, cão, avião, etc.)
O navio está levando uma *espada*.	(escada, fada, goiabada, criançada, etc.)
O navio está levando um *troféu*.	(chapéu, pastel, papel, anel, etc.)
O navio está levando um *sapato*.	(rato, pato, gato, retrato, etc.)

Observação: O avanço deve ser rápido ou as crianças perderão o interesse enquanto esperam por sua vez. Se for necessário, revise famílias de rimas possíveis com as crianças antes de dar início a este jogo.

OBSERVAÇÕES E ATIVIDADES EXTRAS

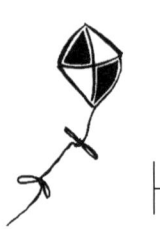

4G

Rimas de ação

Objetivo

Expor as crianças a um novo nível de consciência fonológica no qual elas prestem atenção aos sufixos.

Materiais necessários

Figuras de pares de palavras que rimam

Atividade

Este jogo estimula as crianças a prestar atenção nos sufixos. É melhor quando introduzido em pequenos grupos de crianças, porque é complexo em sua rima e em suas demandas de formação de frases. Você deve distribuir aos alunos diversas figuras que representem ações (por exemplo, um menino *cantando*, um homem *dirigindo*, um gato *comendo*), mantendo consigo uma equivalente para cada sufixo (*-ando, -endo, -indo)*.

Para explicar como o jogo funciona, mostre sua figura e diga uma frase usando a palavra-ação (por exemplo, "o garoto está *cantando*").

A seguir, peça às crianças que examinem suas próprias figuras para ver se elas apresentam uma ação que rima com *cantando*. Caso isso ocorra, cada criança deverá levantar o cartão e produzir uma frase rimada com a sua figura (por exemplo, "As crianças estão *brincando*").

Uma vez que os pequenos grupos tenham se familiarizado com o jogo, a turma toda pode brincar junta. A seguir, exemplos de rimas-ação, separadas de acordo com o sufixo:

-ando	-endo	-indo
escovando	chovendo	dormindo
dançando	comendo	ouvindo
estacionando	correndo	partindo
falando	escrevendo	repartindo
nadando	lendo	saindo
pintando	mexendo	sentindo
pulando	varrendo	sorrindo
tocando	vendendo	subindo

OBSERVAÇÕES E ATIVIDADES EXTRAS

Jogos com rimas

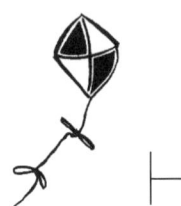

4H

O livro de rimas

Objetivo	Comemorar e expor o domínio da rima por parte das crianças.
Materiais necessários	Papel Lápis de cor Pincéis atômicos Figuras Cola
Atividade	Criar um livro de rimas é uma forma excelente de comemorar e de expor o domínio da rima por parte das crianças. Quando elas estiverem bem acostumadas a rimar, irão considerar gratificante fazer um caderno de rimas. Conversando umas com as outras quando for necessário, cada uma das crianças deverá produzir um par de versos que rime e que você irá escrever para elas. As crianças poderão, a seguir, acrescentar ilustrações. Algumas poderão ser convidadas a mostrar suas páginas à turma a cada dia, até que todas tenham participado. Depois disso, as páginas podem ser recolhidas e expostas ou publicadas como um livro.

OBSERVAÇÕES E ATIVIDADES EXTRAS

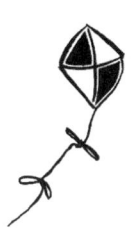

5

Consciência das palavras e frases

O objetivo final deste livro é levar os alunos a pensar sobre a estrutura da língua. Esse conhecimento possibilitará a eles uma total compreensão da lógica do nosso sistema de escrita. As atividades deste capítulo dão aos alunos a consciência básica das palavras e das frases. Embora essa consciência continue a crescer durante todo o seu letramento, essas atividades visam apenas estabelecer pontos de partida básicos e essenciais.

Um verdadeiro reconhecimento da sintaxe e das regras que dão às frases sua clareza e coesão só poderá ser desenvolvido com o passar do tempo. Mais do que isso, esse reconhecimento é, em grande medida, passível de ser aprendido – e só vale a pena aprendê-lo – por meio de experiências reais de leitura e escrita. Os objetivos deste capítulo são alertar as crianças para três propriedades básicas das frases:

1. As frases são cadeias linguísticas pelas quais transmitimos nossos pensamentos.
2. As frases são, por outro lado, compostas de sequências de palavras com significado, passíveis de serem faladas.
3. A presença ou ausência de significado em uma frase depende das palavras que ela venha a conter, bem como da ordem específica dessas palavras.

Sem dúvida, aprender a ler e a escrever depende de se ter uma noção relativamente segura do que é e do que não é uma palavra. Mesmo assim, as pesquisas afirmam que as crianças pequenas geralmente possuem apenas uma consciência muito vaga das palavras e de sua natureza. Em vista disso, o foco central deste capítulo é dirigido a esclarecer os conceitos das crianças acerca das palavras. Vários dos jogos são voltados a desenvolver sua capacidade de analisar as frases em palavras separadas. Mais do que isso, as crianças são levadas a observar que podem pensar sobre a forma de uma palavra independentemente de seu significado, por meio de um jogo no qual avaliam o tamanho de diferentes palavras.

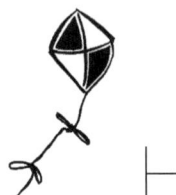

5A

Introduzindo a noção de frases

Objetivo

Introduzir as crianças na noção de frase.

Materiais necessários

Figuras (opcional)

Atividade

Comece apresentando às crianças uma explicação simples do que é uma frase. Por exemplo, explique que uma frase é como uma história bem curtinha. E, como uma história, a frase tem que contar alguma coisa e tem que dizer sobre quem ou o que está contando.

A seguir, você pode apresentar alguns exemplos de frases usando os nomes de seus alunos como sujeitos (por exemplo, "*Ana tem uma mochila da escola*", "*João está de botas novas*", "*Letícia está usando uma blusa vermelha*"). Depois de cada exemplo, repita que isso é uma frase. Para deixar claro, você também deve apresentar algumas frases sem sujeito (por exemplo, "*tem olhos castanhos*", "*está de meias cor-de-rosa*"). Após ter perguntado se cada uma é uma frase, explique que esses sintagmas não podem ser frases, porque as frases têm que dizer sobre quem ou o que falam. A seguir, complete o sintagma (por exemplo, "*a mãe de José tem olhos castanhos*", "*Regina está de meias cor-de-rosa*"). Da mesma forma, para demonstrar que uma frase precisa de um predicado, pergunte se as palavras a seguir formam frases: "*as crianças*", "*Maria*". Explique que não formam, pois, mesmo que saibamos sobre quem elas falam, não nos dizem nada a seu respeito. Após apresentar alguns desses exemplos, convide três ou quatro crianças a mostrar as suas próprias frases. Embora isso seja suficiente para o primeiro dia, essa atividade deve ser retomada até que todas as crianças estejam confortáveis para produzir uma frase. Junto com isso, estimule as crianças, com limites, a usar frases completas durante cada dia de aula.

Variações

- Peça aos alunos que elaborem frases sobre uma figura que lhes tenha sido mostrada. Usando uma imagem ou um mural complexos, muitas frases são possíveis.
- Peça que as crianças avaliem se suas declarações são frases ou não, fazendo sinal de positivo ou negativo com as mãos. Se identificarem uma não frase, peça que a completem ou digam por que está incompleta.

OBSERVAÇÕES E ATIVIDADES EXTRAS

Palavras e frases

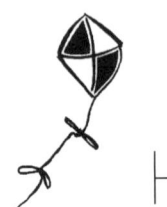

5B

Introduzindo a noção de palavras

Objetivo

Introduzir as crianças na noção de que as frases são feitas de sequências de palavras

Materiais necessários

Cartões com palavras ou folhas para escrever
Pincéis atômicos
Canetas
Quadro branco
Giz
Quadro negro

Atividade

Produza uma frase formada por duas palavras curtas (por exemplo, "*João come*"). A seguir, explique às crianças que a frase tem duas partes, a saber, duas palavras. Para representar as palavras concretamente, construa a frase colocando cada palavra em um cartão ou escreva-as no quadro, desenhando molduras em torno delas.

Faça uma nova frase, com três palavras curtas (por exemplo, "*Ana bebe chá*"). A nova frase é colocada ou escrita logo abaixo da primeira, como demonstrado no seguinte exemplo:

João		come		
Ana		bebe		chá

Discuta o número de palavras e compare o tamanho das duas frases, levando as crianças a concluírem que a segunda é mais longa, porque tem mais palavras. Para reforçar o argumento, explore várias outras frases dessa forma.

Observação: Cuide para usar apenas palavras simples e curtas até que as crianças tenham aprendido a distinguir palavras de sílabas.

Variações

- Desafie as crianças a lhe dizer quantas palavras há em cada frase antes de mostrá-la visualmente.
- Mostre às crianças que, na escrita, as palavras são separadas umas das outras por pequenos espaços vazios. À medida que o ano avança, as crianças devem aprender a apontar com o dedo, nos textos, palavras conhecidas enquanto você lê para elas.
- Usando os cartões de palavras, demonstre às crianças como o sentido ou o significado de uma frase muda quando as palavras são reordenadas.

OBSERVAÇÕES E ATIVIDADES EXTRAS

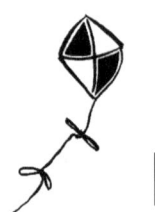

5C

Ouvindo palavras em frases

Objetivo

Fortalecer a consciência das crianças sobre as palavras, desafiando-as a representar cada uma delas com uma ficha separada.

Materiais necessários

Blocos, fichas ou quadrados de papel grosso

Atividade

Dê a cada criança seis ou sete fichas comuns, cubos de montar ou quadrados de papel grosso, que elas irão utilizar para representar as palavras em uma frase que você produzir – uma ficha para cada palavra. Demonstre o processo de raciocínio necessário para as crianças, mostrando-lhes como repetir suas frases para si próprias, palavra por palavra, com pausas claras entre cada uma delas. Também faça com que as crianças coloquem as fichas da esquerda para a direita, de forma que elas comecem a estabelecer a noção de direção da escrita.

Depois de organizar as fichas, pede-se que o grupo ou uma criança específica repita sua frase, apontando cada ficha enquanto pronuncia a palavra que ela representa. Então, todos repetem a frase enquanto apontam cada uma de suas fichas.

Inicialmente, todas as frases devem ser curtas (duas ou três palavras), mas quando as crianças estiverem confortáveis com a atividade, deve-se introduzir frases mais longas, pois as crianças devem ser levadas a observar que estas têm mais palavras.

Mais uma vez, deve-se tomar cuidado para utilizar palavras simples e curtas até que elas tenham completado o capítulo das sílabas. Depois desse capítulo, e periodicamente durante o ano, essa atividade pode ser retomada, visto que irá ajudar as crianças a reforçarem sua capacidade de distinguir sílabas de palavras.

Variações

- Uma vez que se tenha introduzido frases mais complexas e palavras polissilábicas, é provável que os alunos apresentem dificuldades para decidir se os artigos (*o*, *a*,) ou as preposições (*de*, *com*, *em*), entre outros, podem ser considerados palavras.

- O desenvolvimento da consciência sintática depende muito de uma compreensão das palavras funcionais. No entanto, as crianças têm dificuldades para desenvolver essa consciência.

  No sentido de estabelecer a consciência dessas palavras tão usuais nas línguas e apoiar o desenvolvimento sintático das crianças ao mesmo tempo, encontre formas de praticar jogos como "O chefe manda", que coloquem em evidência o seu uso. Por exemplo, "O chefe manda": "Viajei **a** cavalo"; "Viajei **com o** cavalo". Observe, também, que esses jogos oferecem uma boa oportunidade de desenvolver a capacidade de reconhecimento visual, bem como o uso e o entendimento adequado dessas palavras.

OBSERVAÇÕES E ATIVIDADES EXTRAS

Palavras e frases

5D

Exercícios com palavras curtas e longas

Objetivo

Aperfeiçoar a consciência das crianças acerca das palavras em si e, mais especificamente, ajudá-las a entender que as palavras são definidas por significado e que podem ser longas ou curtas, independentemente do que signifiquem.

Materiais necessários

Giz/Quadro
Letras magnéticas ou cartões com palavras
Livros de histórias (opcional)

Atividade

O ponto principal dos jogos anteriores é que as frases consistem em uma sequência de palavras. Para apresentar essa questão da forma mais evidente e fácil possível, cada um dos jogos deveria ser praticado apenas com monossílabos.* Agora é hora de fazer com que as crianças abandonem qualquer noção de que todas as palavras tenham exatamente uma sílaba.

Este jogo exige que as crianças decidam qual entre duas palavras é mais longa. Ao fazerem essa avaliação, elas costumam ter problemas para separar a forma do conteúdo. Sabendo que uma *joaninha* é menor do que uma *vaca*, por exemplo, elas podem ter resistências a concordar que a palavra *joaninha* é mais longa do que a palavra *vaca*!

Sendo assim, o jogo foi elaborado levando em conta essa tendência. Cada par de palavras consta de uma palavra mais longa do que a outra. Independentemente de sua extensão, uma das palavras refere-se a um objeto familiar para a criança e que é significativamente maior do que o outro. Tal formato exige que as crianças dissociem forma de conteúdo ao avaliarem o tamanho das palavras, dando ao professor uma maneira de detectar se elas não estiverem conseguindo fazê-lo.

Como as formas escritas das palavras são utilizadas como apoio para as avaliações das crianças, é importante que elas sejam escritas de uma

---

*N. de R.T. Os monossílabos são muitos no Inglês, constituindo a maior parte do vocabulário. No Português, não é essa a proporção, por isso sugerem-se palavras curtas, simples e familiares.

maneira que torne óbvias as diferenças de tamanhos. Isso pode ser feito de várias formas. Uma delas é enfatizar o tamanho das palavras em letras, escrevendo-as com letras magnéticas. Outra maneira é escrever as palavras, antecipadamente, em letras grandes e uniformes, como, por exemplo, em retângulos de cartolina. Uma terceira maneira é escrever as palavras abaixo umas das outras, no quadro, alinhando suas letras iniciais, evidenciando, assim, as diferenças de tamanho entre elas.

Para jogar, pronuncie um par de palavras (por exemplo, *leão* e *mosquito*) e pergunte às crianças qual delas acham que é maior. Quando tiverem respondido, mostre-lhes as palavras escritas para que possam ver se suas avaliações estão corretas. Entre os pares úteis de palavras, estão os seguintes:

Objeto maior	Objeto menor[*]
ambulância	carro
ave	borboleta
avião	bicicleta
boi	formiga
casa	casinha
elefante	gato
hipopótamo	zebra
leão	mosquito
mar	passarinho
montanha	flor
sol	estrelinha
urso	caranguejo

Observação: Lembre-se de que o objetivo é que as crianças aprendam a *ouvir* as diferenças no tamanho das palavras. Para manter esse objetivo, a escrita não deve ser revelada até que as crianças tenham avaliado as palavras "maiores" ou "menores" por meio da escuta.

Variações

- Volte a este jogo quando as crianças tiverem aprendido a analisar as palavras em sílabas. Convide-as a bater palmas marcando as sílabas de cada palavra, como forma de verificar qual é maior e qual é menor. Então mostre as palavras escritas, como confirmação.
- Tire palavras de histórias que você tenha contado às crianças e pergunte a elas qual é a maior e qual é a menor. A seguir, leve as crianças de volta ao texto original para que vejam as palavras escritas.
- Solicite que as crianças peçam a seus pais que lhes deem algumas palavras muito grandes para que mostrem aos colegas.
- Leia "Tikki Tikki Tembo"[**] com as crianças.

---

[*]Propositadamente, devem ser inseridas algumas palavras maiores que representam objetos maiores, pois o objetivo é que a criança desvincule o nome do tamanho do objeto.

[**]N. de R.T. "Tikki Tikki Tembo" é uma lenda chinesa que foi adaptada para o Português, ver Anexo G.

Palavras e frases

OBSERVAÇÕES E ATIVIDADES EXTRAS

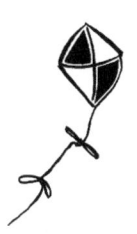

5E

Palavras em contexto e fora de contexto

Objetivo

Reforçar a ideia de que uma palavra é uma palavra, seja isolada ou em contexto, da mesma maneira que o significado na língua depende das palavras específicas e de seu ordenamento.

Materiais necessários

Um conjunto de rimas, poesias ou parlendas conhecidos das crianças
Cartões com palavras (opcional)

Atividade

Para este jogo, cada criança recebe uma palavra de uma rima conhecida. Ao colocar em ordem e anunciar as palavras em sequência, a rima toda pode ser recitada. Se as palavras forem recitadas em qualquer outra ordem, a frase muda e perde seu sentido.

Escolha uma rima conhecida que tenha mais ou menos tantas palavras quantos forem os alunos na turma. *"Hoje é domingo, pé de cachimbo"* será usada para ilustrar o jogo. Recite a primeira linha da parlenda e solicite às crianças que o ajudem a descobrir quantas palavras tem. A seguir, escolha o mesmo número de crianças e designe uma palavra da frase a cada uma delas: *Hoje* à primeira criança, *é* à segunda, *domingo* à terceira, e assim por diante, em ordem. Faça com que as seis crianças fiquem de pé, da esquerda para a direita, e peça para cada uma dizer sua palavra, em ordem. Peça-lhes que façam isso várias vezes, até que consigam apresentar a frase com fluência suficiente para ser compreensível.

Repita o procedimento acima para cada frase da parlenda. Depois que todas as palavras tenham sido designadas e praticadas, peça às crianças que recitem a parlenda toda, começando com a primeira criança na primeira frase e terminando com a última.

Variações

- Convide as crianças a recitar suas palavras da direita para a esquerda, em lugar de da esquerda para a direita. Por exemplo, *domingo é hoje.*
- Convide as crianças a misturar a ordem antes de dizer as palavras da esquerda para a direita. Por exemplo, *é domingo hoje.*
- Convide as crianças a formar novas sequências de cinco ou seis crianças cada, dependendo, por exemplo, da cor de suas roupas. A seguir, peça que cada criança diga sua palavra, da esquerda para a direita.
- Convide um determinado grupo de crianças a sair de sua sequência (por exemplo, todas as meninas, todos os que estão com camisas listradas, todos o que têm gatos). Peça que os outros recitem da esquerda para a direita.
- Convide cada grupo de crianças a explorar, entre si, o que ocorre com sua frase da parlenda quando se excluem uma ou mais pessoas ou se reorganiza a ordem. Cada grupo pode ser convidado a compartilhar com a turma seu resultado favorito junto com a frase original.

Variação avançada

- Após as crianças terem iniciado a escrita, vale a pena voltar a todos esses jogos utilizando pequenas fichas ou passando um cartão com uma palavra escrita a cada criança.

OBSERVAÇÕES E ATIVIDADES EXTRAS

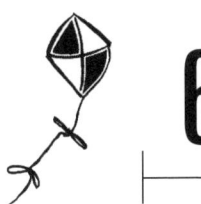

6

Consciência silábica

Quando os alunos entenderem que as frases são formadas por palavras, é hora de apresentar-lhes a ideia de que as palavras são, elas próprias, formadas por sequências de unidades ainda menores de fala: as sílabas.

Visto que, diferentemente das palavras, as sílabas não têm significado, é provável que as crianças jamais as tenham notado ou refletido sobre elas. Mesmo assim, as sucessivas sílabas da língua falada podem ser ouvidas e sentidas: elas correspondem às pulsações de som da voz, bem como aos ciclos de abertura e de fechamento das mandíbulas. Por essas razões, a maioria das crianças considera os jogos com sílabas uma novidade, difíceis o suficiente para serem interessantes, mas fáceis o suficiente para serem completamente factíveis. Mesmo assim, como a consciência silábica é um passo importante para se desenvolver a consciência fonêmica, o professor deve observar com cautela qualquer criança que tenha dificuldade nesta etapa, proporcionando-lhe mais auxílio quando necessário.

A existência e a natureza das sílabas são introduzidas pedindo-se às crianças que batam palmas e contem as pulsações de seus próprios nomes. Estendendo esse desafio a uma série de palavras diferentes, o conceito de sílaba é fortalecido e enriquecido nas crianças. Por exemplo, elefante torna-se *e-le-fan-te*. Logo após, os jogos avançam da análise à síntese, à medida que as crianças aprendem a juntar ou a reconhecer palavras a partir de sequências de sílabas separadas: por exemplo, *e-le-fan-te* torna-se, mais uma vez, *elefante*.

Antes de dar início às atividades, cabem alguns conselhos gerais. Em primeiro lugar, deve-se tomar cuidado para que todas as crianças conheçam as palavras usadas nos jogos, pois é muito difícil lembrar dos sons de uma palavra desconhecida. Em segundo lugar, durante esses jogos, as sílabas devem ser pronunciadas de forma clara e distinta. Em terceiro lugar, as crianças devem sentir-se confortáveis na análise das palavras em sílabas separadas e na síntese delas a partir das sílabas separadas. Embora este capítulo ordene os jogos de uma determinada maneira, os primeiros concentram-se na análise e os últimos, na síntese. Ao retomá-los, o professor pode usá-los em qualquer ordem.

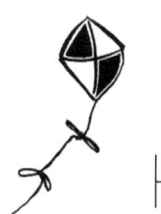

6A

Batendo palmas para os nomes

Objetivo

Apresentar às crianças a natureza das sílabas, fazendo com que batam palmas enquanto contam as sílabas de seus próprios nomes.

Atividade

Quando você introduzir esta atividade pela primeira vez, demonstre-a usando vários nomes de tamanhos contrastantes. Pronuncie o primeiro nome de uma das crianças na sala de aula, sílaba por sílaba, enquanto bate palmas; por exemplo, *A-na*. Convide as crianças a dizer outros nomes e a bater palmas com você. Depois de bater palmas para cada nome, pergunte: "*Quantas sílabas vocês ouviram?*". Quando as crianças tiverem compreendido, peça que cada uma bata palmas e conte as sílabas do seu próprio nome. É fácil continuar batendo palmas para outras palavras e continuar contando as sílabas de cada uma delas. Se um nome tiver muitas sílabas, você talvez precise deixar que as crianças contem as sílabas enquanto estão batendo palmas.

Variações

- Peça que as crianças batam palmas e contem as sílabas de seu primeiro nome e de seu sobrenome.
- Após determinar o número de sílabas em um nome, peça-lhes que coloquem dois dedos horizontalmente, debaixo de seu queixo, para que sintam o queixo abaixar-se para cada sílaba. Para maximizar esse efeito, estimule as crianças a alongar ou espichar cada sílaba.
- Como demonstrado a seguir, esta atividade pode ser feita com um canto rítmico, como "*Tome, tome, tome*":

"Tome, tome, tome
Me diga qual é o seu nome?"

Aponte para uma criança, que responderá dizendo seu nome. A turma repete o nome em voz alta. Continue com uma das seguintes opções:

1. "Batam palmas!" (As crianças repetem o nome, pronunciando e batendo palmas para cada sílaba.)
2. "Sussurrem!" (As crianças repetem o nome, sussurrando cada sílaba.)
3. "Silêncio!" (As crianças repetem o nome, enunciando silenciosamente as sílabas apenas com os movimentos da boca.)

OBSERVAÇÕES E ATIVIDADES EXTRAS

Silábica

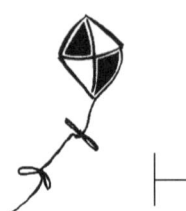

6B

Pegue uma coisa da caixa

Objetivo

Reforçar a capacidade das crianças de analisar palavras em sílabas, pedindo-lhes que batam palmas e contem o número de sílabas em uma série de palavras diferentes.

Materiais necessários

Uma caixa de objetos pequenos
Figuras de vários objetos (opcional)

Atividade

Junte uma série de objetos em uma caixa ou em um cesto. Certifique-se de que haja objetos que se distinguem por terem diferentes números de sílabas, por exemplo, va-ca (2), lá-pis (2), ca-va-lo (3), bor-bo-le-ta (4).

Convide um aluno a fechar os olhos, escolher um objeto e nomeá-lo (por exemplo, *"isto é um lápis"*). Todas as crianças devem repetir o nome do objeto escolhido enquanto acompanham suas sílabas com palmas, *lá-pis*. Pergunte quantas sílabas foram ouvidas, cuidando para não deixar que ninguém responda rápido demais.

Gradualmente, à medida que as crianças progridem no jogo, você pode torná-lo mais difícil usando objetos com nomes mais longos e de tamanhos mais variados. Para nossa sorte, as crianças tendem a considerar as palavras muito compridas extremamente divertidas.

Variações

- Use movimentos físicos em lugar de palmas.
- Para ampliar o vocabulário do jogo, use figuras em lugar de objetos reais. Para obter maior rendimento na atividade, pode ser interessante usar figuras que estejam vinculadas a um tema em estudo em sua sala de aula. Por exemplo, ao estudar os mamíferos, podem-se incluir figuras de cachorros, ovelhas, gatos e vacas.
- À medida que seu grupo torna-se confortável nessa atividade, peça a uma criança que acompanhe o nome com palmas e responda com o número de sílabas, e peça às outras que decidam se a primeira criança está correta.

- Usando a linha superior de um pequeno quadro, escreva os números (1, 2, 3, 4 e 5) da esquerda para a direita. Faça com que uma criança tire uma figura do cesto e, usando o mesmo procedimento dos objetos, bata palmas e conte o número de sílabas. A seguir, a criança deve colocar o cartão com a figura abaixo do número correspondente no quadro; por exemplo: o cartão com a figura de um cavalo, a criança deverá colocar na coluna com o número 3. Revise as figuras, da esquerda para a direita, quando a fileira tiver sido completada.
- Quando as crianças estiverem suficientemente confortáveis nessa atividade, deixe-as tentar determinar o número de sílabas nas palavras sem bater palmas ou dizer as palavras em voz alta. Isso é bem difícil, pois remove o aspecto cinestésico, forçando as crianças a "ouvir" as palavras mentalmente. É notável como muitas crianças parecem considerar isso um problema a ser resolvido e, quando suficientemente competentes na escuta de sílabas, apreciam tal mudança.

OBSERVAÇÕES E ATIVIDADES EXTRAS

Silábica

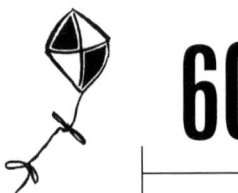

6C

O sucessor do rei (ou da rainha)

Objetivo

Destacar o ritmo das palavras por meio de movimentos repetidos.

Materiais necessários

Coroa de brinquedo ou de papel

Atividade

Faça uma coroa para ser usada pelo rei ou pela rainha escolhidos. No início do jogo, peça que todas as crianças fiquem de pé em círculo, ao seu redor. Agindo como rei ou rainha, dê uma ordem (ou seja, uma palavra-ação), fazendo pausas claras entre as sílabas. A seguir, as crianças devem realizar as ações no ritmo das sílabas (por exemplo, *mar-chan-do, mar-chan-do, mar-chan-do)*. As palavras devem ser pronunciadas de forma muito ritmada, para que todos estejam no mesmo compasso. Tendo demonstrado a todos como jogar, peça às crianças que se revezem no uso da coroa e nas ordens. Para começar, recomendamos que você use as seguintes palavras:

acenando	girando	patinando
aplaudindo	inclinando	pintando
comendo	lendo	pulando
cozinhando	marchando	saudando
escovando	martelando	subindo
escrevendo	nadando	varrendo

Variação

- Introduza uma palavra-ação (por exemplo, *pulando*) e peça que as crianças batam palmas e contem suas sílabas. Se houver três sílabas, como em *pu-lan-do*, sugira um movimento que tenha três partes (por exemplo, *mover-se a um lado, depois a outro e coçar a cabeça).*

Depois de ter demonstrado várias palavras dessa forma, faça com que as crianças revezem-se no uso da coroa e na escolha de palavras-ações. A criança que for rei ou rainha vai para o meio do círculo, diz a palavra-ação, bate palmas, determina o número de sílabas e demonstra sua ideia de ações associadas ao número de sílabas.

Observação: O foco deste jogo reside na consciência das crianças acerca das sílabas. Não se preocupe se o movimento sugerido pela criança não tiver qualquer relação com o significado da palavra; o importante é que capte sua estrutura silábica.

OBSERVAÇÕES E ATIVIDADES EXTRAS

Silábica

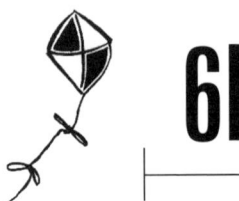

6D

Escutar primeiro, olhar depois

Objetivo

Mostrar aos alunos como sintetizar sílabas, ditas uma a uma, em palavras conhecidas.

Materiais necessários

Figuras de objetos conhecidos das crianças

Atividade

Este jogo requer um conjunto de figuras, cada uma mostrando um objeto familiar. Escolha figuras de objetos que tenham nomes com diferentes números de sílabas – por exemplo, computador (4), telefone (4), boneca (3), casa (2). Mostre seu conjunto de figuras e explique que dirá o nome de cada uma, mas de forma muito estranha – uma sílaba de cada vez. Faça com que as crianças escutem com atenção e descubram o nome de cada objeto citado.

Ao citar cada figura, fale em tom monocórdio e faça uma pausa clara entre cada sílaba (por exemplo, *te-le-fo-ne*). Quando as crianças descobrirem cada palavra, levante a figura e faça-as repetir a palavra, tanto na forma normal, como sílaba por sílaba.

Observação: Seus alunos provavelmente irão dominar este jogo rapidamente. Se for o caso, jogue apenas algumas vezes antes de avançar para outras atividades.

OBSERVAÇÕES E ATIVIDADES EXTRAS

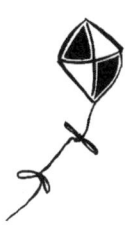

6E

Papo de Ogro* l: sílabas

Objetivo

Reforçar a capacidade dos alunos de sintetizar palavras a partir de suas sílabas separadas.

Atividade

Convide todos a sentarem-se em círculo e envolva-os em uma história:

> Era uma vez um ogro gentil e pequenino, que adorava dar presentes às pessoas. O único problema é que o ogro sempre queria que as pessoas soubessem qual era o presente antes de dá-lo. Mas o ogrozinho tinha uma maneira muito estranha de falar. Se ele fosse dizer à criança que o presente era uma bicicleta, ele dizia "*bi-ci-cle-ta*". Só quando a criança adivinhasse qual era o presente é que ele ficava completamente feliz.

Agora, finja ser o ogro e caminhe pela sala, dando um "presente" a cada criança, pronunciando o nome do presente sílaba por sílaba. Quando a criança adivinhar a palavra, ela deve indicar um presente para outra. É melhor limitar o jogo a apenas quatro ou cinco crianças em um determinado dia, ou ficará longo demais. Alguns exemplos de presentes para pronunciar são:

adesivo	chinelo	passarinho
banana	chocolate	patins
banheira	computador	pirulito
bicicleta	dado	piscina
bola	escova	relógio
borboleta	flauta	revista
caderno	geladeira	rinoceronte
caminhão	guitarra	sabonete
carro	hipopótamo	televisão
chiclete	melancia	violão

Observação: Se os seus alunos não tiverem familiaridade com a imagem do ogro, substitua-o por uma pessoa, um robô ou criatura do folclore, como duende, unicórnio, bicho-papão ou elfo.

---

*N. de R.T. Se as crianças não recordarem o que é um ogro, lembre-as do filme *Shrek*.

OBSERVAÇÕES E ATIVIDADES EXTRAS

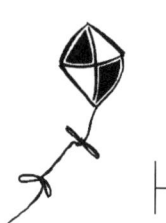

7

Introduzindo fonemas iniciais e finais

As atividades neste capítulo apresentam às crianças a natureza e a existência dos fonemas. Os jogos são planejados, em primeiro lugar, para levar as crianças a descobrir que as palavras contêm fonemas e, em segundo, para ajudá-las a começar a aprender que os fonemas têm identidades separadas, de forma que possam reconhecê-los e distinguí-los uns dos outros.

Como as identidades e as características distintivas dos fones, pelas quais se caracterizam os fonemas, são mais fáceis de sentir na boca do que de ouvir, a atenção das crianças deve ser direcionada repetidas vezes à pronúncia deles. As crianças devem ser estimuladas repetidamente a explorar, comparar e contrastar o ponto e o modo de articulação. Muitas vezes, durante as atividades deste capítulo, deve-se perguntar a elas: "*O que você está fazendo com seus lábios, sua língua, sua boca e sua voz ao produzir o som de [m], [b], [v]?*", e assim por diante".

Em função da maior facilidade de se distinguir e de se prestar atenção aos fonemas iniciais das palavras do que aos seus fonemas mediais ou finais, os primeiros jogos neste capítulo concentram-se neles. Posteriormente, os mesmos jogos são repetidos com fonemas finais.

Os fonemas finais são relativamente difíceis de isolar, mesmo quando são pronunciadas meticulosamente. Para aumentar essa dificuldade, contudo, está o fato de que a maioria das pessoas são descuidadas com a pronúncia dos fonemas finais na fala corrente. Muitas tendem a omiti-los totalmente, por causa de seu sotaque ou hábito.* Esses sons, portanto, merecem atenção especial na sala de aula, pois não se pode esperar que as crianças os descubram por conta própria.

Embora as noções e sensações visadas pelos jogos deste capítulo representem apenas um primeiro passo no desenvolvimento da consciência fonêmica, esse passo também é fundamental e, para algumas crianças, muito difícil. Sendo assim, enquanto se conduzem esses jogos, é extremamente importante dar a todas as crianças a oportunidade de pensar em sua própria resposta. Não deixe que ninguém responda em voz alta até que você sinalize. Da mesma forma, por ser tão importante detectar qualquer criança que esteja tendo dificuldades com os fonemas, lembre-se de usar a estratégia de alternar subitamente entre respostas de grupo e individuais. Encontre tempo para dar ajuda e prática extra aos que delas precisarem.

---

*N. de R.T. Como em "Eu vô falá" para "Eu vou falar"; "Tu vai comê" para "Tu vais comer".

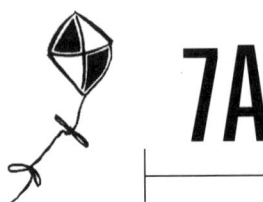

7A

Adivinhe quem é

Objetivo

Introduzir dois conceitos-chave: 1) Como os fones soam quando ditos isoladamente e 2) que os fones são parte das palavras.

Atividade

Os objetivos deste jogo estão embutidos em sua estrutura. Para jogar, as crianças devem prestar muita atenção às distinções entre os fonemas, enquanto tentam conectá-los aos nomes de que fazem parte. Com todas as crianças sentadas em um círculo, diga *"Adivinhe o nome de quem eu vou dizer agora"*. A seguir, escolha o nome de um dos alunos, em segredo, e enuncie separadamente apenas seu fonema inicial. Para nomes que comecem com uma consoante plosiva, como *Daniel*, o fone deve ser repetido muitas vezes, de forma clara e evidente: *"[d][d][d][d][d]"*.* As consoantes fricativas e líquidas devem ser alongadas, além de repetidas (por exemplo, *"[s-s-s-s] [s-s-s-s] [s-s-s-s] [s-s-s-s]"*).** Se os nomes de mais de uma criança tiverem o mesmo fonema inicial, estimule-as a adivinhar todas as possibilidades. Isso introduz a questão de que todos os fonemas aparecem em muitas palavras diferentes.

Variação

- Depois de as crianças terem se familiarizado com o jogo, você pode transferir a elas o controle. Depois que o nome de uma determinada criança for adivinhado, ela mesma pode dar a pista para o próximo nome: *"Estou pensando no nome de alguém, que começa com [som]"*.

OBSERVAÇÕES E ATIVIDADES EXTRAS

---

*N. de R.T. Os sons fricativos e as vogais, por serem contínuos, são mais fáceis de serem produzidos isoladamente.
**N. de R.T. A tabela com a classificação das consoantes está no Anexo A.

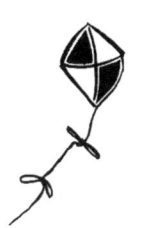

7B

Palavras diferentes, mesmo fonema inicial

Objetivo

Reforçar o conceito de que cada fonema aparece em muitas palavras diferentes e convidar as crianças a prestar atenção em como sentimos os fonemas quando pronunciamos os respectivos fones.

Materiais necessários

Cartões com figuras para cada fonema a ser trabalhado.

Atividade

Junte um conjunto de três ou quatro figuras para cada fonema que você quer que as crianças explorem. Por exemplo, você pode escolher figuras de uma *foca*, uma *folha*, uma *faca* e um *fogão* para o conjunto /f/ e de uma mola, um *macaco*, uma *mala* e uma *mesa* para o conjunto /m/.

Por enquanto, é importante que o nome de cada figura usada comece com uma única consoante, de preferência uma consoante fricativa, nasal ou líquida. Nenhuma figura deve iniciar com encontros consonantais, como *fr-*, *pl-* ou *pr-*, pois isso tornaria o jogo muito difícil para várias crianças nesse momento.

Para jogar, escolha um conjunto de figuras e faça com que as crianças realizem a tarefa de identificar o nome de cada objeto apresentado. Tenha em mente que quando uma palavra for desconhecida, é muito difícil dirigir a atenção a seus fonemas. Sendo assim, quando houver qualquer dúvida sobre a familiaridade com uma dessas palavras, peça à turma e/ou a uma criança para repeti-la.

Depois que os nomes de todas as figuras em um conjunto tenham sido discutidos, você deve pedir que uma criança escolha uma delas e diga seu nome (por exemplo, *foca*). A seguir, que repita o nome, isolando som inicial (por exemplo, *f-f-f-f-oca*). Logo após, peça que todas as crianças repitam o nome da mesma forma, *f-f-f-f-oca* e observem e descrevam o que estão fazendo com suas bocas ao emitirem o som [f].

Peça que outra criança escolha uma outra figura do conjunto e diga seu nome. A seguir, repita o nome junto com todas as crianças, isolando o fonema inicial e chamando atenção para a sua pronúncia. Reveja as figuras escolhidas até então, perguntando: *"Essas palavras começam com o mesmo som? Com que som começam? Sim, elas começam com [f]."*

Essa é uma atividade especialmente útil tanto para introduzir quanto para esclarecer fonemas específicos, e para trabalhar com crianças que tenham dificuldades especiais na produção de fonemas. Mesmo assim, seria bom usar apenas alguns conjuntos de figuras de cada vez ou a atenção das crianças começará a se dispersar.

Variação

- Distribua figuras às crianças. Cada uma deve dizer o que a sua figura representa, da forma descrita acima (por exemplo, *f-f-f-f-aca*). Este jogo funciona bem com grupos pequenos.

OBSERVAÇÕES E ATIVIDADES EXTRAS

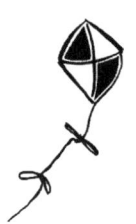

7C

Encontrando coisas: fonemas iniciais

Objetivo

Ampliar a consciência das crianças acerca dos fonemas iniciais, pedindo a elas que comparem, contrastem e, por fim, identifiquem os sons iniciais de uma série de palavras.

Materiais necessários

Cartões com figuras

Atividade

Este jogo deve ser praticado como extensão da Atividade 7B (Palavras diferentes, mesmo fonema inicial). Espalhe algumas figuras no meio do círculo. A seguir, peça às crianças que achem as figuras cujos nomes começam com o som inicial com o qual acabaram de trabalhar [*f-f-f-f*]. À medida que cada figura for sendo encontrada, a criança deve dizer o nome e o fonema inicial, como antes (por exemplo, *f-f-f-faca*, *f-f-f-f, faca*).

Variações

- À medida que as crianças ficam mais à vontade com o jogo, espalhe figuras de dois conjuntos diferentes (por exemplo, *que iniciem com /f/ e /m/*), pedindo-lhes que identifiquem o nome e o fonema inicial de cada figura e as separem em duas pilhas.
- Distribua figuras para as crianças. Cada uma deve identificar o fonema inicial de sua figura e colocá-la na pilha correspondente. Este jogo funciona bem com grupos pequenos.
- "Memória": Distribua figuras de animais às crianças, dando nome a cada figura e colocando-a virada para baixo, na mesa ou no tapete. As crianças irão se alternar desvirando pares de figuras e decidindo se os fonemas iniciais são os mesmos. Se forem os mesmos, a criança escolhe outro par; caso contrário, é a vez de outra criança. Este jogo funciona bem com grupos pequenos.

OBSERVAÇÕES E ATIVIDADES EXTRAS

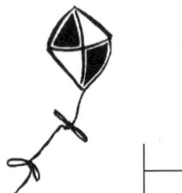

7D

Estou pensando em uma coisa

Objetivo

Citar palavras de memória com base no fonema inicial e desenvolver as habilidades de raciocínio e de solução de problemas das crianças.

Materiais necessários

Saco com pequenos objetos (opcional)

Atividade

Diga à turma: "*Agora vamos jogar um jogo chamado 'Estou pensando em uma coisa'. Vou pensar em uma coisa e vocês terão que adivinhar o que é. Vou dar pistas.*" A primeira pista deve ser o fonema inicial da palavra que você tem em mente. A seguir, dê pistas significativas até que as crianças digam qual é a palavra. Para ter certeza de que o jogo oferece muitas oportunidades para as crianças pensarem em palavras que comecem com o fonema em questão, convide-as a tentar adivinhar no que você está pensando após cada pista (certifique-se de que exagerem a consoante inicial quando fizerem as sugestões).

Professor:	A coisa em que eu estou pensando começa com [s-s-s-s-s-s]. Com que som começa a minha palavra?
Crianças:	[s-s-s-s-s-s].
Professor:	Essa coisa tem duas pernas e voa.
Criança:	S-s-s-s-uper-homem.
Professor:	S-s-s-s-uper-homem! Boa ideia. Qual é o primeiro som de S-s-s-s-uper-homem?
Crianças:	[s-s-s-s-s].
Professor:	Isso! Ele tem pernas?
Crianças:	Tem.
Professor:	E ele voa??
Crianças:	Voa!
Professor:	Muito bem! Mas a coisa em que eu estou pensando também tem penas. Vocês acham que pode ser o Super-homem?
Crianças:	Não!

Continue com o jogo até as crianças dizerem uma ave que voe e cujo nome comece com [s-s-s-s] (por exemplo, *sabiá, cisne*). À medida que as crianças ficarem mais à vontade com o jogo, faça com que revisem entre elas cada sugestão, perguntando: *"Pode ser isso? Isso corresponde a todas as pistas?"*. Não faça mais do que duas ou três palavras a cada vez que o jogo for praticado.

Variação
- Usando um saco cheio de objetos, diga: *"Adivinhem o que tem neste saco. Começa com [m-m-m-m] e voa."* (Por exemplo, *morcego*.) As crianças dão palpites com base nas pistas, como acima. No final do jogo, os fonemas iniciais de todos os objetos são revisados.

OBSERVAÇÕES E ATIVIDADES EXTRAS

Fonemas iniciais e finais

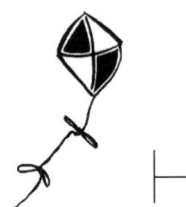

7E

Pares de palavras I: exclua um fonema (análise)

Objetivo

Ajudar as crianças a separar os fonemas das palavras de seus significados.

Atividade

Mostrando às crianças que, se o fonema inicial de uma palavra for removido, pode surgir uma palavra totalmente diferente, esta atividade as ajuda ainda mais a separar os sons das palavras de seus significados. Com as crianças sentadas em círculo, explique que, às vezes, quando se exclui um som de uma palavra, acaba-se tendo uma palavra totalmente diferente. Para dar às crianças um exemplo, diga "*m-m-m-mar*", alongando a consoante inicial, e faça com que elas repitam. A seguir, diga "*ar*" e faça com que repitam. Pergunte-lhes se elas sabem dizer qual som foi retirado e repita as palavras para elas (ou seja, *m-m-m-m...ar ... ar ... m-m-m-m...ar... ar*).

Dessa forma, as crianças são desafiadas a prestar atenção aos fonemas iniciais das palavras, ao mesmo tempo em que vêm a compreender que a presença ou ausência desse fonema inicial resulta em duas palavras diferentes. Com o passar dos dias, trabalhe, aos poucos, das consoantes mais fáceis às mais difíceis, inicinado pelas fricativas, nasais e líquidas. Listas de exemplos de palavras são apresentadas no final do capítulo.

Observação: A maioria das crianças sabe identificar a "palavra oculta", mas tem muita dificuldade para identificar o que foi retirado. As crianças também podem estar inclinadas a produzir palavras que rimem em lugar de se concentrar nos fonemas iniciais. Levando isso em conta, tome cuidado para não alternar entre atividades que envolvam rima e fonemas iniciais.

Variações

- Para ajudar as crianças a observar que o fonema inicial faz muita diferença no significado das palavras, peça-lhes que usem cada uma das palavras em uma frase.
- Quando as crianças estiverem confortáveis com este jogo, pratique-o junto com a atividade 7I: "A teia de aranha".
- Chame as crianças para entrar em fila, chamando seus primeiros nomes sem o fonema inicial (por exemplo, *[M]-arta*). As crianças devem descobrir de quem é o nome que foi chamado e qual o fonema que falta. Caso na sua turma tenha algum aluno em que o nome inicie com encontro consonantal, você deverá excluir todo o encontro (por exemplo, *[Pr]-iscila*), até que esses encontros sejam explorados no Capítulo 8.

OBSERVAÇÕES E ATIVIDADES EXTRAS

Fonemas iniciais e finais

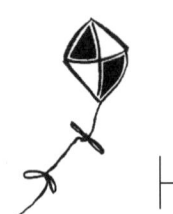

7F

Pares de palavras II:
acrescente um fonema (síntese)

Objetivo

Apresentar às crianças o desafio de sintetizar palavras a partir de seus fonemas isolados.

Atividade

Faça com que as crianças sentem-se em círculo e comece explicando que, às vezes, uma nova palavra pode ser formada acrescentando um fonema a uma outra. Como exemplo, diga "*oca*" e faça com que as crianças repitam. A seguir, pergunte o que acontece se elas acrescentarem um novo som no início da palavra, como *[f-f-f-f-f]*: "*f-f-f-f-f...oca, f-f-f-f...oca, f-f-f-f-oca*". As crianças dizem "*foca!*". Aí você deve explicar: "*Colocamos um som novo no início, e temos uma palavra nova!*".

Até que as crianças peguem o ritmo, você deve proporcionar orientações firmes, pedindo a elas que digam as partes das palavras com você, em uníssono (por exemplo, "*vela...v-v-v-v...ela...v-v-v-v...ela...vela*"). Mais uma vez, deve-se trabalhar gradualmente, com o passar dos dias, das consoantes iniciais mais fáceis às mais difíceis, e apenas depois que estas estiverem razoavelmente estabelecidas, avançar para os encontros consonantais (por exemplo, *rato-prato*).

Variações

- Convide as crianças a usar cada palavra de um par em frase, para enfatizar a diferença em seus significados.
- Quando as crianças estiverem confortáveis, jogue junto com a atividade 7I: "A teia de aranha".

OBSERVAÇÕES E ATIVIDADES EXTRAS

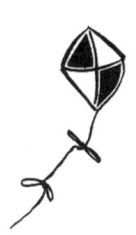

7G

Palavras diferentes, mesmo fonema final*

Objetivo

Fazer com que as crianças descubram as identidades de fonemas finais das palavras, explorando a articulação do fone.

Materiais necessários

Cartões com figuras

Atividade

Joga-se da mesma forma que o 7B (Palavras diferentes, mesmo fonema inicial), com a diferença de que o objetivo é identificar palavras que terminem com o mesmo fonema. Para este jogo, você terá que juntar conjuntos de três ou quatro figuras que apresentem objetos que terminem com o mesmo fonema. Por exemplo, o conjunto /a/ pode conter figuras de *bola*, *casa*, *mesa*, *faca*.

Observação: Os fones correspondentes aos fonemas finais são muito mais difíceis de ouvir ou sentir do que os iniciais. Por isso, o trabalho com os finais deve ser adiado até que as crianças estejam confortáveis com as atividades com fonemas iniciais. Entretanto, não caia na tentação de deixar estes jogos de lado, pois a consciência dos fonemas finais é uma porta de entrada importante para o nível da consciência fonêmica que dá sustentação às habilidades de decodificação e de soletração.

---

*N. de R.T. Em Português são poucas as consoantes finais. Temos o /r/, como em *mar*; o /s/, como em *lápis*; o /l/ como em *sol* e o /m/ como em *trem*. O /l/ final, em muitas regiões do Brasil, é pronunciado como [u], por exemplo, [papɛu]. A nasal, por outro lado, tem diferentes pronúncias: no meio das palavras é produzida conforme o ponto de articulação da consoante que segue, por exemplo: po[n]te, ta[ŋ]go, ta[m]pa. No final das palavras, a nasal é produzida como ditongo nasalisado e não como consoante. Exemplo: [mãw̃], [trẽỹ].

OBSERVAÇÕES E ATIVIDADES EXTRAS

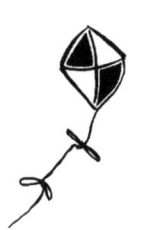

7H

Encontrando coisas: fonemas finais

Objetivo

Ampliar a consciência das crianças sobre os fonemas finais, pedindo-lhes que comparem, contrastem e, depois, identifiquem os fonemas finais de uma série de palavras.

Materiais necessários

Cartões com figuras

Atividade

Este jogo deve ser praticado da mesma forma do 7C (Encontrando coisas: fonemas iniciais), com a diferença de que o foco está nos fonemas finais. Espalhe algumas figuras no meio do círculo. A seguir, peça às crianças que encontrem as figuras cujos nomes terminem com um determinado fonema. À medida que cada figura é encontrada, a criança deve dizer seu nome e o fonema final (por exemplo, "*lápis-s-s-s...s-s-s-s... lápis-s-s-s*").

Variações

- Pratique este jogo com as dicas extras dos fonemas iniciais e/ou o número de sílabas. Por exemplo, "*Estou pensando em algo que começa com [m-m-m-m], tem duas sílabas e termina com [a-a-a-a]*". Resposta: *mala*.
- À medida que as crianças vão ficando mais à vontade com o jogo, espalhe figuras de dois conjuntos diferentes, pedindo que elas identifiquem o nome e o fonema final de cada figura e as classifiquem em duas pilhas.
- Distribua figuras às crianças e peça a elas que identifiquem o fonema final de suas figuras, colocando-as na pilha correspondente. Este jogo funciona bem com grupos pequenos.

OBSERVAÇÕES E ATIVIDADES EXTRAS

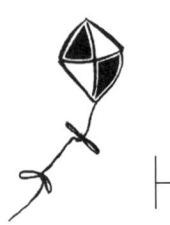

71

A teia de aranha

Objetivo

Identificar crianças que ainda tenham dificuldades com os fonemas, oferecendo algum tipo de diversão corporal.

Materiais necessários

Novelo de lã ou barbante

Atividade

Este jogo acrescenta desafio e interesse a dois jogos de pares de palavras (7E: "Pares de palavras I: exclua um fonema [análise]" e 7F: "Pares de palavras II: acrescente um fonema [síntese]"). Faça com que as crianças sentem em círculo e rolem um novelo de lã de uma para a outra, à medida que cada uma responde. Aos poucos, enquanto o novelo é rolado, cria-se uma grande teia de aranha dentro do círculo de crianças. Quando tiver sido criada uma teia completa, ela pode ser levantada bem alto e você faz com que as crianças cantem uma música ou digam versinhos (criados pela própria turma) sobre uma aranha e sua teia. Por fim, o novelo é enrolado de novo, voltando de uma criança à outra.

Se toda a turma for parte da teia, ela pode ficar impressionante, mas isso leva muito tempo. A teia de aranha pode ser mais viável em grupos pequenos, porque gasta-se menos tempo enrolando o novelo novamente e as distâncias são mais curtas – considerações importantes quando se trata de crianças pequenas.

Observação: As crianças provavelmente terão um sucesso razoável, pelo menos com os níveis iniciantes dos dois jogos anteriores. Além disso, é uma boa ideia deixá-las praticar com a teia de aranha várias vezes antes de aplicar este jogo.

Com pares de palavras I

Lembre as crianças de que, às vezes, pode-se criar uma nova palavra retirando um som de uma outra. Percorra alguns exemplos com as crianças, a partir de 7E: "Pares de palavras I: exclua um fonema (análise)". Depois dessa revisão, o jogo pode começar.

Diga um par de palavras (por exemplo, *"r-r-r-ema...ema"*). Faça com que todas as crianças o repitam. Segurando a ponta, role um novelo de lã até uma criança e pergunte: *"Que som eu retirei?"*. A criança deve pegar o novelo e dizer: *"r-r-r-ema...ema...[r-r-r]"*. Se a criança estiver insegura, você deve repetir e auxiliar, se necessário. A seguir, diga uma nova palavra para que as crianças repitam, e a criança que tiver o novelo o rolará para uma outra, enquanto segura o fio de lã.

Com pares de palavras II

Lembre as crianças de que, às vezes, pode-se criar uma nova palavra acrescentando um som a uma outra. Relembre alguns exemplos com as crianças, a partir de 7F: "Pares de palavras II: acrescente um fonema (síntese)". Depois dessa revisão, o jogo pode começar.

Diga *"m-m-m...anda"*. Faça com que todas as crianças repitam. Role o novelo até uma criança, que deve responder *"m...anda...manda"*. Continuando o jogo, diga, por exemplo, *"x-x-x...ave"*.[*] Todas as crianças repetem o que você tiver dito, e a criança que tiver o novelo o rolará a uma outra, que o pega e diz *"c-c-c-c...asa...casa"*. A seguir, exemplos de pares de palavras:

amar-mar	fora-ora	patada-atada
anão-não	fútil-útil	pé-é
barco-arco	galho-alho	pescada-escada
boi-oi	gela-ela	povo-ovo
caçada-assada	gema-ema	puma-uma
calça-alça	jaula-aula	risca-isca
cama-ama	laço-aço	rouco-oco
casa-asa	leva-eva	salga-alga
chamada-amada	macho-acho	seco-eco
chuva-uva	mana-ana	sonda-onda
Cida-ida	mano-ano	sopa-opa
cidade-idade	massa-assa	suma-uma
dia-ia	mela-ela	toca-oca
dobra-obra	molha-olha	touro-ouro
faixa-acha	molho-olho	vai-ai
fama-ama	nave-ave	vela-ela
fera-era	pano-ano	Vera-era
foca-oca	passa-assa	vida-ida

A seguir, explique às crianças que, às vezes, pode-se criar uma nova palavra acrescentando um som no final de uma outra. Diga *"só-l-l-l... l-l-l...solll"*. Faça com que todas as crianças repitam. Role o novelo até uma criança, que deve responder *"só...l, sol"*. Continuando o jogo, diga, por exemplo, *"má-rrr...r-r-r...marrr"*. Todas as crianças repetem o que você tiver dito, e a criança que tiver o novelo o rolará a uma outra, que o pega e diz *"má...rrr, mar"*.

Fonemas iniciais e finais

---

[*] N. de R.T. É importante lembrar que aqui interessa o som e não a ortografia.

A seguir, exemplos de pares de palavras para jogos com consoantes finais:

cá-cal
cru-cruz
dá-dar
da-das
(ele) ri- (tu) ris
fá-faz
lá-lar
má-mal
má-mar
mi-mil
na-nas
pá-par
pá-paz
só-sol
vê-ver

OBSERVAÇÕES E ATIVIDADES EXTRAS

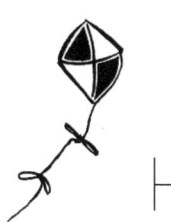

8

Consciência fonêmica

Compreender como funciona o princípio alfabético depende de se entender que todas as palavras são compostas por sequências de fonemas. Isso não é muito diferente de entender que as frases são compostas de sequências de palavras, e estas, por sua vez, de sílabas. Os fonemas, contudo, são muito mais difíceis para as crianças perceberem ou conceituarem do que palavras ou sílabas.

Os fonemas são as menores unidades da língua, o que pode ser uma das razões para que sejam difíceis de perceber. Mas também há outras. Em primeiro lugar, os fonemas não têm significado, portanto, não é natural que se preste atenção a eles durante a fala ou escuta normais. Em segundo, diferentemente das sílabas, os fones, representantes dos fonemas, não podem ser facilmente diferenciados na fala corrente, de forma que é difícil para as crianças entender o que estão buscando ao escutar, mesmo quando tentam. Pior do que isso, são tão variáveis acusticamente que cada um deles soa mais ou menos diferente de uma pessoa que fala à outra e de uma palavra à outra.

Assim, os fonemas são melhor distinguidos pela forma como os fones são articulados do que pela forma como soam. Por essa razão, deve-se estimular as crianças a sentir a forma como sua boca e a posição de sua língua mudam em cada som. Convide as crianças a olhar umas para as outras enquanto produzem um determinado fone, ou dê a elas espelhinhos para observar o movimento das próprias bocas. Quanto mais abordagens forem utilizadas, mais probabilidades haverá de que cada criança encontre sua forma de entender a natureza dos fonemas.

Para a maioria das atividades neste capítulo, também se recomenda que as crianças usem blocos de madeira para representar os fonemas separados. Os blocos também podem ser substituídos por fichas de jogos, quadrados de papelão ou o que quer que esteja à mão. O propósito é apenas dar às crianças alguma representação concreta e tangível para diferenciar os fonemas.

Os primeiros jogos usam palavras com apenas dois fonemas, possibilitando que as crianças façam experiências com eles, tanto isoladamente quanto combinados em contextos fonológicos mínimos. No segundo conjunto de atividades, um novo fonema é acrescentado.

Após, sua atenção passa a ser direcionada à estrutura dos encontros consonantais. Como a noção de que esses encontros são formados por sequências de fonemas separados é, geralmente, muito difícil para crianças pequenas, ela é o foco de dois conjuntos diferentes de atividades. Por fim, tendo-se estabelecido esses pontos básicos, as demais atividades são elaboradas para aprefeiçoar e fortalecer a flexibilidade cognitiva das crianças na análise e na síntese de fonemas.

Esses jogos visam a desenvolver um nível de consciência fonêmica que traz benefícios bem documentados e significativos a pequenos leitores e escritores. Contudo, esteja ciente de que os desafios da consciência fonêmica são bastante difíceis para algumas crianças. Acompanhe o desempenho e o avanço de cada um de seus alunos com cuidado e permanentemente, à medida que você pratica cada jogo. As crianças que apresentem dificuldades devem receber atenção e apoio imediatos. Durante o capítulo, uma série de variações é sugerida, incluindo formas em que alunos mais avançados podem jogar entre si. Aproveite esses momentos para criar oportunidades de trabalhar mais intensivamente com os outros, seja individualmente ou em pequenos grupos.

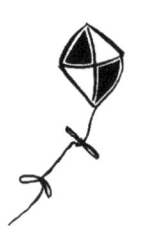

8A

Palavras básicas de dois fonemas[*]

Objetivo

Apresentar às crianças os desafios de analisar sílabas em fonemas e de sintetizá-las a partir deles.

Materiais necessários

Blocos
Cartões com palavras de dois fonemas

Atividade

Os jogos de dois fonemas servem para apresentar o procedimento e a lógica das atividades mais difíceis de análise e de síntese fonêmicas que seguem. Além disso, as palavras de dois fonemas proporcionam um meio livre para facilitar às crianças a prática com os sons de vários fonemas, tanto isoladamente quanto combinados em palavras fonologicamente mínimas. Em função disso, é mais útil retomá-los quando houver necessidade de que um indivíduo ou o grupo permaneçam muito tempo em uma dada sessão. Por causa de sua fundamental importância, contudo, é crucial que cada criança entenda esse conceito antes de passar a atividades mais avançadas.

No primeiro dia, é suficiente realizar apenas a análise. Nos dias seguintes, comece com a análise e mude para a síntese. Da mesma forma, para maior clareza, durante os primeiros dias é recomendável dividir o jogo entre as palavras de consoantes iniciais e as palavras de consoantes finais. Quando as crianças estiverem à vontade, os dois tipos de palavras podem ser combinados livremente. Novamente, para esclarecer a imagem das crianças acerca dos fonemas e apoiar sua capacidade de distingui-los uns dos outros, é importante pedir que sintam como sua boca muda de posição para cada som ou que as olhem num espelho enquanto dizem as palavras. Além disso, assim como em todas as atividades de consciência fonêmica, é importante certificar-se de que os alunos conheçam cada palavra usada nos exercícios. Se você suspeitar que algum de seus alunos não as conhece, é bom revisar o significado e o uso da palavra.

Fonemas

---

[*]N. de R.T. Em Português, há poucos substantivos com dois fonemas e nem todos pertencem ao vocabulário das crianças.

Observação: Para praticar estes jogos, cada uma das crianças deve ter dois blocos. Além disso, você deve ter seus próprios dois blocos e um conjunto de figuras de palavras de dois fonemas. Antes de começar, também é importante ter lido a introdução deste capítulo.

Análise

Uma criança pega um cartão e diz o que ele mostra. Para este exemplo, suponhamos que a criança escolha a figura de uma bruxa *má*. Você repetiria a palavra, mas lentamente, e com uma pausa clara (um intervalo de cerca de meio segundo) entre seus dois fonemas (por exemplo, "*[ma]... [m]...[a]*"). A seguir, todas as crianças devem repetir a palavra da mesma maneira, "*[m]...[a]*". Para demonstrar que a palavra *má* consiste de dois fonemas separados, o professor coloca dois blocos de cores diferentes ao lado da figura, enquanto pronuncia o fone representado por cada um.

As crianças repetem a palavra, som a som, enquanto representam esses sons da esquerda para a direita com seus próprios blocos. As crianças devem repetir os sons enquanto apontam para os respectivos blocos e, depois, à palavra, fazendo uma leve pausa entre os fonemas, em cada repetição (por exemplo, "*[má]....[m]....[a]; [má]....[m]....[a]; [má]....[m]....[a]; [má]....[m]....[a]; [má]....[m]....[a]; [má]....[m]....[a]*").

Síntese

Este jogo é apenas o inverso do jogo da análise e, como ele, requer que você demonstre o procedimento antes para as crianças. Escolha uma figura e coloque-a virada para baixo de modo que as crianças não possam vê-la. A seguir, diga o nome da figura, fonema por fonema (por exemplo, "*[m]...[a]*), enquanto coloca os blocos ao lado da figura. Enquanto apontam para seus próprios blocos, as crianças devem reproduzir os fonemas repetidas vezes, e cada vez mais rápido, assim como fizeram no jogo da análise. Quando acreditarem conhecer a identidade da figura, elas devem levantar as mãos. Então, o professor deve pedir que o grupo ou algum aluno diga o nome da figura. Após resolver quaisquer discordâncias, a figura é levantada para que todos a vejam.

Após demonstrar várias palavras dessa forma, transfira o desafio às crianças. Para cada nova figura, ajude-as a chegar a um acordo sobre seu nome e dê-lhes tempo para analisá-la por conta própria. Para ter uma boa ideia de quem está entendendo e quem não está, peça a um ou mais alunos para dizer ao grupo sua solução para cada palavra. Então o grupo todo deve repetir a solução conjuntamente, pronunciando cada fone da palavra separadamente à medida que apontam os blocos correspondentes.

Variações

- Amplie os exercícios a palavras sem figuras. No início de cada desafio de análise, certifique-se de usar cada uma em uma frase (por exemplo, "*Vô. Meu vô é legal!*"). Do mesmo modo, peça que as crianças usem cada palavra em uma frase como parte da finalização de cada desafio de síntese.
- Posteriormente, este jogo pode ser utilizado para ensinar o princípio alfabético, substituindo-se blocos coloridos por fichas com letras. Se você optar por esse procedimento, contudo, tenha em mente que, para trans-

mitir a lógica essencial do princípio alfabético, é melhor que todas as palavras tenham uma letra para cada som, da esquerda para a direita. Com isso em mente, evite palavras com letras mudas ou dígrafos, por exemplo, *chá*.

dá	lê	só
dó (nota musical)	pá	vá
fá (nota musical)	pé	vê
já	rã	vó
lá	ri	vô
lã	si (nota musical)	Zé

Os seguintes exemplos de onomatopeias são excelentes para esse propósito:

au	mé	mu

OBSERVAÇÕES E ATIVIDADES EXTRAS

Fonemas

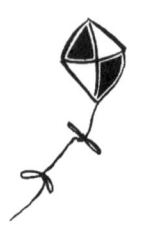

8B

Palavras básicas de três fonemas

Objetivo

Ampliar a análise e a síntese de fonemas para palavras formadas por três fonemas.

Atividade

Para praticar este jogo, você e cada uma das crianças precisarão de três blocos. Comece dizendo uma palavra de dois fonemas (por exemplo, *ar*) em duas partes claramente separadas, "*[a]...[r]*", e pedindo que as crianças repitam o que você disse. Então, todas as crianças devem representar a palavra com dois blocos de cores diferentes para mostrar que ela consiste de dois fonemas.

A seguir, explique que as palavras podem consistir de mais de dois fonemas. Para demonstrá-lo diga a palavra *mar* "*[m]...[a]...[r]*" e peça para as crianças repetirem em uníssono. Para representar o terceiro fonema, coloque um novo bloco à esquerda dos outros dois, pronunciando a palavra toda, fone por fone, enquanto aponta para cada bloco , da esquerda para a direita (sentido da leitura).

Após essa introdução, a atividade divide-se em três etapas diferentes. Na primeira as crianças são levadas a segmentar as palavras em seus fonemas constituintes acrescentando um novo fonema. Na segunda etapa as crianças deverão juntar os fonemas que são dados isoladamente pelo professor. A terceira etapa da atividade requer que as crianças usem esse conhecimento para determinar o número de sons de palavras de dois e três fonemas, por conta própria.

Primeira etapa

Pronuncie uma palavra de três fones e use-a em uma frase para certificar-se de que ela é reconhecida (por exemplo, "***Ovo. Eu comi um ovo.***"). As crianças devem repetir a palavra e, trabalhando com seus blocos coloridos, analisá-la em seus fonemas individuais. Revise as soluções das crianças com elas, certificando-se de que todas dividiram a palavra corretamente e sabem como mostrá-la com os blocos, da esquerda para a direita: "*[o]...[v]...[o]*".

A seguir, produza, fone por fone, uma nova palavra acrescentando uma consoante no início da palavra anterior (por exemplo, "*[p]...[o]...[v]...[o]*").

O desafio das crianças é modificar a sequência de blocos para representar essa nova palavra de quatro sons. Enquanto apontam para seus respectivos blocos, as crianças repetem várias vezes, e cada vez mais rápido, em sequência, como fizeram anteriormente. Por exemplo, *"[p]...[o]...[v]... [o]; [p]...[o]...[v]... [o]; [p]...[o]...[v]... [o]; [p]...[o]...[v]... [o]; [povo]"*.

- Você deve ter cuidado para chamar crianças diferentes para cada palavra, ajudando e estimulando cada uma quando for necessário.

Segunda etapa

Lentamente, distintamente, fone por fone, pronuncie uma palavra de três fonemas (por exemplo, *"[a]...[z]...[a]"*[*]). As crianças representam os três fonemas com seus blocos e os repetem em sequência até que sintetizem a palavra *asa*. Assim que a palavra for reconhecida, as crianças devem levantar a mão, preparadas para dizê-la e usá-la em uma frase.

Mais uma vez, tome cuidado para chamar uma ou mais crianças diferentes para cada palavra, ajudando e estimulando cada uma delas quando for necessário.

Terceira etapa

Escolha um par que rime, incluindo uma palavra de três ou quatro fonemas, como *ela* e *vela*. Escolha uma das palavras – às vezes a mais longa e às vezes a mais curta – e apresente às crianças para fazerem análise (por exemplo, *"O fogo da* **vela** *queima"*). Depois que as crianças tiverem analisado a palavra e representado seus fonemas com seus blocos, peça ao grupo (ou a um aluno) que revise a solução, apontando cada bloco enquanto pronuncia seu fone correspondente. Quando todos tiverem corrigido suas sequências, apresente o outro membro do par que rima (por exemplo, *"[ɛ]...[l]...[a]"*). As crianças devem modificar suas sequências de blocos adequadamente, e então usá-los para sintetizar sua segunda palavra. Quando tiverem terminado, devem levantar a mão, preparadas para dizê-la e usá-la em uma frase.

Observação: É importante que as crianças não saibam qual palavra será apresentada antes, se a maior ou a menor. Um mérito essencial deste jogo está em desafiá-las a determinar por conta própria o número de fonemas em cada palavra.

Variações

- Tente achar sequências em que, acrescentando ou omitindo um som, formará uma nova palavra. Por exemplo, *ovo – povo – novo*.
- Coloque duas figuras sobre a mesa. As crianças devem decidir qual delas representa a palavra com mais fonemas, colocando seus próprios blocos ao lado delas, enquanto dizem as palavras em voz alta. Quando necessário, você poderá ajudá-las dizendo as palavras ao mesmo tempo, enquanto coloca um bloco para cada fonemas ao lado das respectivas figuras. Certifique-se de que as crianças organizam e "leem" seus próprios blocos no sentido da leitura, da esquerda para a direita.

---

[*]N. de R.T. Transcrição fonética de "asa" (do passarinho).

Uma vez compreendida, essa variação pode ser oferecida a pequenos grupos de crianças para que joguem entre si, proporcionando a você a oportunidade de dar atenção especial a outras que dela necessitem.

- Desafie as crianças a decidir se palavras sem figuras consistem em dois ou três fonemas, apresentando pares como *ar-lar, vô-ovo, pá-paz*. Preste atenção para variar a palavra apresentada em primeiro lugar – se a palavra mais longa ou a mais curta de cada par. Depois de decidir a resposta, as crianças devem confirmar suas respostas analisando explicitamente as palavras. Se tiver o apoio de pares de cartões com figuras, esta variação também pode ser dada a grupos pequenos de crianças, para que joguem entre si.
- Distribua 10 figuras de um grau adequado de dificuldade no meio da mesa. Escolha uma criança para pensar em uma das palavras e para pronunciá-la (com blocos). As outras crianças devem descobrir qual figura estava sendo pensada. A criança que souber o nome da figura ganha-a como "prêmio". É importante que você faça um revezamento entre as crianças.
- Posteriormente, as atividades básicas com palavras de três sons podem ser usadas para ensinar o princípio alfabético, substituindo-se os blocos coloridos por fichas com letras. Se você optar por fazê-lo, evite qualquer uma que envolva dígrafos e letras mudas. Mais uma vez, é melhor que todas as palavras incluam uma letra para cada fonema, da esquerda para a direita. A seguir, exemplos de palavras:

Grupo de palavras formadas por vogal-consoante-vogal

aba	eva
ama	oba
Ana	oca
asa	ovo
êba	ufa
eco	uma
ela	usa
ema	uva

Grupo de palavras formadas por consoante-vogal-consoante

bar	mês
cor	nós
cós	par
dar	paz
dor	pés
foz	rir
giz	ser
lar	sós
ler	ter
luz	ver
mar	vir
	voz

Os exemplos a seguir são de palavras nas quais se podem acrescentar consoantes iniciais:

ar	**és**	**ás**	**ir**
bar	pés	paz	rir
lar			vir

ala	**asa**	**ave**	**ela**	**ovo**
cala	casa	lave	mela	novo
mala	rasa	nave	vela	povo

OBSERVAÇÕES E ATIVIDADES EXTRAS

Fonemas

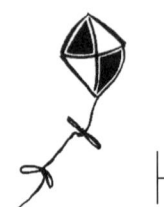

8C

Encontros consonantais:
acrescentando e excluindo fonemas iniciais

Objetivo

Apresentar às crianças a estrutura dos encontros consonantais.

Atividade

Mais uma vez, dê blocos para cada criança e para você. Essa atividade é dividida em três etapas diferentes e é jogada de forma muito semelhante à 8B (Palavras básicas de três fonemas). Na primeira etapa, as crianças são levadas a observar que podem criar encontros consonantais acrescentando uma consoante na frente de outra. A segunda etapa demonstra que elas podem, por outro lado, excluir a primeira consoante de um encontro.* A terceira etapa da atividade requer que as crianças usem esse conhecimento para determinar o número de fonemas em palavras que comecem ou não com encontros consonantais.

Primeira etapa

Pronuncie uma palavra que comece com uma consoante e use-a em uma frase para ter certeza de que ela é reconhecida (por exemplo, "*O **rato** gosta de queijo*"). Faça com que as crianças repitam a palavra e, trabalhando com seus blocos, analisem-na em fonemas. Convide as crianças a revisarem suas análises, certificando-se de que todas elas dividiram a palavra corretamente: "[r]...[a]...[t]...[o]".

Produza uma nova palavra que comece com um encontro consonantal. A nova palavra deve ser apresentada fonema por fonema (por exemplo, "[p]...[r]...[a]...[t]...[o]"). O desafio para as crianças é modificar a sequência de seus blocos para representar essa nova palavra com mais fonemas. Enquanto apontam para seus respectivos blocos, devem repetir os fones várias vezes, e cada vez mais rápido, em sequência, como aprenderam a fazer nos jogos anteriores. Quando tiverem conseguido combinar os fonemas e reconhecer sua palavra, devem levantar a mão e se preparar para usá-la em uma frase.

---

*N. de R.T. É difícil encontrar exemplos em Português, pois o "r" nos encontros consonantais é diferente daquele em posição inicial; por exemplo, se tirarmos o "p" de prato, não teremos a pronúncia de "rato". Por outro lado, os encontros com "l" são pouco numerosos em Português.

Em função da dificuldade especial de entender a natureza dos encontros consonantais, os membros de cada par devem ser revisados e comparados explicitamente antes de se avançar. Isso deve ser feito retirando-se e substituindo-se repetidas vezes o bloco mais à esquerda, enquanto as duas palavras são pronunciadas no momento certo: *"rato... prato... rato... prato... rato... prato"*.

Segunda etapa

Lentamente, distintamente, fone por fone, pronuncie uma palavra que comece com um encontro consonantal (por exemplo, *"[g]...[l]...[o]... [b]...[o]"*). As crianças devem representar os fonemas com seus blocos e repeti-los em sequência até sintetizarem a palavra *globo*. A seguir, produza uma nova palavra retirando a consoante inicial (por exemplo, *"lobo"*). Depois que as crianças tiverem modificado suas sequências de blocos para representar a nova palavra, elas devem levantar a mão, preparadas para apresentar aos outros suas soluções, fone por fone: *"[l]...[o]...[b]...[o]"*. Mais uma vez, cuide para chamar crianças diferentes para apresentarem uma solução a cada palavra, ajudando e estimulando cada uma delas quando necessário.

Terceira etapa

Escolha um par de palavras que forme uma nova palavra ao retirar-se a consoante inicial, como em *frio* e *rio*. Escolha uma das palavras e a apresente às crianças para análise – às vezes a mais longa e às vezes a mais curta – (por exemplo, *"**Rio**. Eu tomo banho no **rio**"*). Depois que as crianças tiverem analisado a palavra e representado seus fonemas com seus blocos, peça ao grupo (ou a uma criança) para rever a solução, apontando cada bloco enquanto pronuncia o fone correspondente. Quando todas tiverem corrigido suas sequências, apresente o outro membro do par (por exemplo, *"f...r...i...o."*). As crianças devem modificar suas sequências de blocos corretamente e a seguir usá-los para sintetizar a segunda palavra. Quando tiverem conseguido, devem levantar a mão, preparadas para citar esta palavra, dizer qual delas é maior e usá-la em uma frase.

Observação: É importante que as crianças não saibam qual palavra será apresentada antes, se a maior ou a menor. Um importante mérito deste jogo está em desafiá-las a determinarem por conta própria o número de fonemas em cada palavra.

Variações

A seguir, exemplos de palavras em que se pode acrescentar consoantes iniciais.

brabo	→	rabo
clama	→	lama
clareira	→	lareira
cria	→	ria
fração	→	ração
frango	→	rango
globo	→	lobo
gralha	→	ralha
praça	→	raça
praia	→	raia
prata	→	rata
pregador	→	regador
prenda	→	renda
prima	→	rima
primo	→	rimo
treinar	→	reinar

OBSERVAÇÕES E ATIVIDADES EXTRAS

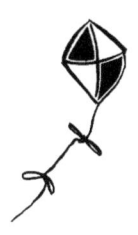

8D

Encontros consonantais: acrescentando e excluindo o segundo membro do encontro

Objetivo

Desenvolver consciência explícita da estrutura dos encontros consonantais iniciais, ensinando as crianças a acrescentar e a excluir o segundo membro do encontro.

Atividade

Esta atividade deve ser praticada em três etapas, exatamente como nos jogos anteriores. A única diferença, na verdade, entre este jogo e o anterior (8C: Encontros consonantais: acrescentando e excluindo fonemas iniciais) é que as palavras desta atividade diferem em um som interno, em lugar de um som inicial (por exemplo, *pato* em relação a *prato*). Ouvir o segundo membro de um encontro é muito mais difícil do que ouvir o inicial. Além disso, acrescentar ou excluir o segundo membro de um encontro exige um novo nível de consciência fonêmica, envolvendo uma apreciação reflexiva explícita da estrutura dos encontros consonantais. É por reconhecer a atenção especial exigida que escolhemos tratar este desafio como uma atividade separada.

Mais uma vez, comece distribuindo os blocos coloridos. Na primeira etapa, as crianças são levadas a observar que os encontros consonantais podem ser criados por um segundo fonema após o primeiro (por exemplo, *pato* em relação a *prato*). A segunda etapa demonstra que se pode, por outro lado, excluir o segundo membro de um encontro (por exemplo, *prato* em relação a *pato*). A terceira etapa da atividade exige que as crianças usem esse conhecimento para determinar o número de sons nas palavras que começam ou não com encontros consonantais. Reconhecendo a dificuldade especial de se analisar os encontros consonantais, como é necessário na terceira etapa, deve-se acompanhar o desempenho das crianças com atenção e apoio extras.

Primeira etapa

Pronuncie uma palavra que comece com uma consoante e use-a em uma frase para ter certeza de que ela é reconhecida (por exemplo, diga "**Pego**. *Eu* **pego** *a bola*."). Incentive as crianças a repetirem a palavra e, usando os blocos coloridos, analise-a em fonemas separados. A seguir, convide as crianças a reverem suas análises, certificando-se de que todas dividiram as palavras adequadamente: "[p]...[ɛ]...[g]..[o]".

Produza uma nova palavra que comece com um encontro consonantal. A nova palavra deve ser apresentada fonema por fonema (por exemplo, "[p]...[r]...[ɛ]...[g]...[o]"). O desafio para as crianças é modificar a sequência de seus blocos para representar essa nova palavra com mais fonemas. Enquanto apontam para seus respectivos blocos, devem repetir os fones várias vezes, e cada vez mais rápido, em sequência, como aprenderam a fazer nos jogos anteriores. Quando tiverem conseguido combinar os fonemas e reconhecer sua palavra, devem levantar a mão, preparando-se para usá-la em uma frase.

Em função da dificuldade especial de entender a natureza dos encontros consonantais, os membros de cada par devem ser revisados e comparados explicitamente antes de se avançar. Isso deve ser feito acrescentando-se e excluindo-se repetidas vezes o bloco mais à esquerda, enquanto as duas palavras são pronunciadas no momento certo: "*pato...prato...pato... prato...pato...prato*".

Segunda etapa

Lentamente, distintamente, fone por fone, pronuncie uma palavra que comece com um encontro consonantal (por exemplo, "[c]...[l]...[a]... [r]...[a]"). As crianças devem representar os fonemas com seus blocos e repeti-los em sequência até sintetizarem a palavra *clara*. A seguir, produza uma nova palavra excluindo o segundo membro do encontro (por exemplo, "*cara*"). Depois que as crianças tiverem modificado suas sequências de blocos para representar a nova palavra, elas devem levantar a mão, preparadas para apresentar aos outros suas soluções, fone por fone: "[c]...[a]... [r]...[a]". Mais uma vez, tenha o cuidado de chamar crianças diferentes para apresentarem a solução para cada palavra, ajudando e estimulando cada uma delas quando necessário.

Terceira etapa

Escolha um par de palavras que formem uma nova palavra ao retirar-se o segundo membro do encontro consonantal, como em *frio* e *fio*. Escolha uma das palavras – às vezes a mais longa e às vezes a mais curta – e apresente-a às crianças para análise(por exemplo, "**Frio**. *Hoje está muito* **frio**"). Depois que as crianças tiverem analisado a palavra e representado seus fonemas com seus blocos, peça ao grupo (ou a uma criança) para rever a solução, apontando cada bloco enquanto pronuncia o fone correspondente. Quando todas tiverem corrigido suas sequências, apresente o outro membro do par (por exemplo, "[f]...[i]...[o]"). As crianças devem modificar suas sequências de blocos corretamente e, a seguir, usá-los para sintetizar a segunda palavra. Quando tiverem conseguido, devem levantar a mão, preparadas para citar esta palavra, dizer qual delas é maior e usá-la em uma frase.

Observação: É importante que as crianças não saibam qual palavra será apresentada antes, se a maior ou a menor. Um mérito importante deste jogo está em desafiá-las a determinar por conta própria o número de fonemas em cada palavra.

Variações   A seguir, exemplos de palavras para acrescentar o segundo membro do encontro:

bando	brando
cama	clama
caro	claro
faca	fraca
fita	frita
gama	grama
paca	placa
paga	praga
pego	prego
tem	trem

OBSERVAÇÕES E ATIVIDADES EXTRAS

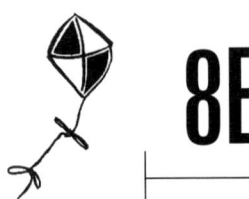

8E

Construindo palavras de quatro fonemas

Objetivo

Ampliar a análise e a síntese, para incluir palavras de quatro fonemas.

Atividade

Para este jogo, distribua quatro blocos para você e para cada uma das crianças. Comece dizendo uma palavra de três sons (por exemplo, "mar"), em três partes claramente separadas ("[m]...[a]...[r]"), pedindo que as crianças repitam o que vocês disse. A seguir, todas devem representar a palavra com três blocos, para mostrar que ela consiste de três fonemas.

Lembre as crianças de que, às vezes, pode-se formar uma nova palavra excluindo um som de uma palavra de três fonemas. Como exemplo, ao retirar o fone [m], forma-se "ar". Peça que as crianças modifiquem seus blocos para representar *ar*. Após uma revisão na solução, pede-se que as crianças representem *mar* novamente.

Agora explique que, muitas vezes, também se podem formar novas palavras acrescentando-se um quarto som a palavras de três fonemas. Para demonstrar isso, acrescente o fone [a] no início da palavra, pronuncie inicialmente de forma normal (*amar*) e, a seguir, fonema por fonema: "*Amar. [a]...[m]...[a]...[r].*"

Depois dessa introdução, explique que cada quebra-cabeça deste jogo começa com uma palavra de três fonemas. Depois que as crianças tiverem representado a palavra de três fonemas com seus blocos, apresente outra palavra. A nova palavra será formada acrescentando-se ou retirando-se um fonema desta palavra. Elas devem decidir e descobrir o que fazer com seus blocos para representar essa nova palavra.

Ao praticar este jogo, é importante que as crianças recebam uma avaliação de suas representações, tanto das palavras de três fonemas, quanto das seguintes, de dois ou quatro fonemas. Como de costume, isso deve ser feito chamando um aluno para pronunciar cada fone da palavra enquanto aponta para o bloco com o qual ele é representado.

A lista a seguir oferece uma série de palavras de três fonemas, junto com palavras de dois e de quatro fonemas, as quais podem ser formadas a partir daquelas, excluindo-se ou acrescentando-se um fonema. Depois de apresentar a palavra de três fonemas, prossiga com uma de dois ou de quatro fonemas, de modo que não possibilite às crianças saber qual virá.

Mais uma vez, a força deste jogo está em sua demanda explícita de que as crianças ouçam com atenção os fonemas para descobrir por si sós quantos ouviram.

Palavras de três sons	Palavras de dois sons	Palavras de quatro sons
ama	má (bruxa má)	cama
asa	ás (carta do baralho)	casa
ela	lá	vela
mar	ar	amar
ovo	vô	povo
par	pá	para
uma	um	puma
uva	vá	luva

Variação

- Espalhe algumas figuras, cada uma representando uma palavra com um número diferente de sons (*uva, casa, vô*). Selecione uma criança para ser "a escolhida" (ou seja você mesmo "o escolhido"). Essa criança deve escolher uma figura, sem dizer a ninguém qual é, e decidir mentalmente quantos fonemas ela tem. A seguir, dirá, por exemplo, "*Estou pensando em uma figura de três sons.*" Outras crianças devem adivinhar em qual figura a criança está pensando. Mais uma vez, este é um jogo que, uma vez compreendido, funciona bem com pequenos grupos de alunos avançados.

OBSERVAÇÕES E ATIVIDADES EXTRAS

Fonemas

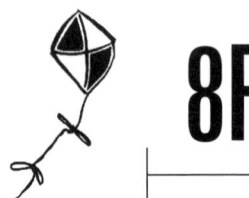

8F

Adivinhe qual é a palavra

Objetivo

Avaliar o avanço e a segurança na análise e na segmentação fonêmica.

Atividade

Peça para que as crianças sentem em círculo e coloque no centro, viradas para baixo, figuras correspondentes a palavras curtas. Uma das crianças escolhe uma das figuras "secretas," sem deixar que as outras vejam (por exemplo, *uva*). Ela pronuncia o primeiro fone *[u]*, e todos repetem. A seguir, ela pronuncia o segundo fone *[v]*, e todos repetem. E assim sucessivamente. Depois do último fonema, o grupo ou alguém escolhido pronuncia todos eles em sequência [uva] e identifica a figura secreta.

Posteriormente, podem-se omitir as figuras e, em lugar delas, o professor pode sussurrar uma palavra a uma criança, que deverá pronunciá-la, fone por fone, enquanto as outras repetem os fones e identificam a palavra.

OBSERVAÇÕES E ATIVIDADES EXTRAS

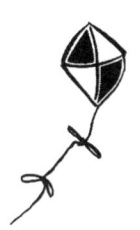

8G

Papo de Ogro II: fonemas

Objetivo

Reforçar a capacidade dos alunos de sintetizarem palavras a partir de seus fonemas isolados.

Atividade

Esta atividade é semelhante à apresentada em 6E: Papo de Ogro I: sílabas, exceto pelo fato de que o ogro descreve seus presentes fonema por fonema, em vez de sílaba por sílaba. Todos sentam num círculo, e o professor conta uma história.

> Era uma vez um ogrozinho gentil, que adorava dar presentes às pessoas. Só que ele sempre queria que as pessoas adivinhassem qual era o seu presente antes de dá-lo. O problema é que o ogro falava de um jeito muito esquisito. Se fosse dizer a uma criança que o presente era uma *bola*, ele dizia "[b]...[o]...[l]...[a]". E não ficava totalmente satisfeito até que a criança tivesse adivinhado qual era o presente. Agora eu vou fingir que eu sou o ogro. Vou escolher uma surpresa para um de vocês. Quando vocês souberem o que é, será sua vez.

Escolha uma criança e pronuncie o nome de um presente, fone por fone. Quando a criança adivinhar a palavra, ela deve indicar um presente para outra pessoa. Trabalhe começando por palavras curtas e simples. À medida que as crianças ficam mais aptas a ouvir os sons, passe às mais longas. É melhor limitar o jogo a apenas quatro ou cinco crianças em um dia, ou se tornará um pouco cansativo. Entre os exemplos de presentes, estão os seguintes:

bota	gato
café	giz
cano	lápis
dado	mesa
dedo	nariz
fita	sapo
fogo	sino

Observação: Se os seus alunos não tiverem familiaridade com a figura do ogro, substitua-o por uma pessoa, um robô ou criatura do folclore, como duende, unicórnio, bicho-papão ou elfo.

Variação   Cada criança recebe de uma a três figuras "secretas". Agora elas podem dar "de presente" para as outras crianças as coisas que estão desenhadas nas figuras. A criança que dá o presente deve pronunciar a palavra fone por fone, e a criança que o recebe deve adivinhar o que é antes de ganhar a figura.

OBSERVAÇÕES E ATIVIDADES EXTRAS

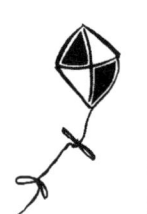

9

Introduzindo as letras e a escrita

Como o propósito deste livro é, em última análise, contribuir para o desenvolvimento da leitura e da escrita pelas crianças, algumas pessoas podem achar desconcertante o fato de que todas as atividades descritas até agora são voltadas apenas à estrutura da língua falada. De fato, é compreensível que alguns de nossos leitores – especialmente aqueles que leem este livro sem experimentar as atividades com seus alunos – estejam se sentindo um pouco impacientes a essas alturas. Alguns podem até pensar que essa abordagem pareça simplesmente ineficiente em comparação com a clássica tática de ensinar às crianças as correspondências entre letras e sons.

No entanto, em uma instrução fônica convencional (isto é, correspondências entre letras e sons), um número grande de crianças tem dificuldades de aprender a juntar os sons e a ler/escrever. Seu desenvolvimento emperra e elas não entendem. Além disso, isso acontece mesmo entre crianças que aprenderam devidamente as letras e suas correspondências com os fonemas. Na verdade, de pouco adianta memorizar os fonemas que correspondem às letras, a menos que se tenha antes entendido que cada palavra é composta de uma sequência desses fonemas. Da mesma forma, memorizar que a letra *b* soa como *[b]* não tem muita utilidade a menos que /b/ seja reconhecido como o som que se ouve em palavras como *bola, bala* e *banana*.

O propósito de desenvolver a consciência fonêmica das crianças é fazê-las entender esses *insights* linguísticos, dos quais depende uma compreensão produtiva do princípio alfabético. Como visto anteriormente, as pesquisas documentam de forma ampla que esse tipo de compreensão resulta em um crescimento da leitura e da escrita significativamente mais eficiente para o grupo, bem como em uma redução bastante expressiva na incidência de fracassos na aprendizagem da leitura.

O formato e a sequência das atividades neste livro visam ajudar as crianças a adquirirem uma ideia da arquitetura de sua língua e da natureza dos "tijolos" que a constroem. Assim, ao longo dos capítulos, a atenção das crianças é direcionada repetidas vezes a elementos cada vez menores, contidos em níveis dentro da língua. Aos poucos, elas são levadas a observar que as histórias são construídas a partir de frases, as frases a partir de palavras, e as palavras, de sílabas, as quais, por sua vez, são construídas a partir de um grupo relativamente pequeno de elementos básicos da fala – os fonemas. As crianças são levadas a ver como, dentro de cada nível, as partes podem ser desmembradas, faladas em separado e juntadas novamente. Elas são levadas a ver que, se as partes forem excluídas, substituídas ou reorganizadas, o todo é alterado tanto no som como no significado. Resumindo, elas são levadas a apreciar a estrutura do sistema.

Mas isso não é tudo. Durante todo esse jogo estrutural, as crianças também aprendem como se concentrar nas próprias partes, o que é particularmente importante no nível dos fonemas. À medida que praticam a síntese de palavras a partir de fonemas e a análise de fonemas a partir de palavras, elas também estão praticando dizer e ouvir os fones/fonemas muitas vezes, isoladamente e em contexto. Elas estão ganhando uma familiaridade geral com o som dos diferentes fonemas e com a forma como os fones são pronunciados. Elas estão ficando à vontade ao ouvir e sentir a identidade e as características distintivas de cada fonema, quer eles estejam isolados ou no começo, meio ou fim de uma variedade de palavras.

As pesquisas demonstram que, uma vez que as crianças tenham dominado a consciência fonêmica dessa forma, geralmente se segue um conhecimento útil do princípio alfabético com bastante facilidade. Isso não é de admirar: tendo aprendido a prestar atenção e a pensar sobre a estrutura da língua dessa forma, o princípio alfabético faz sentido. E tudo o que falta para que ele se torne utilizável é o conhecimento da letra específica pela qual cada fonema é representado. Este capítulo fornece esse conhecimento.

Antes de passar às atividades deste capítulo, cabe apresentar várias observações de orientação. É importante ressaltar que as atividades neste capítulo não são voltadas a ensinar fônica. Em vez disso, seu propósito é anterior à instrução fônica. As atividades pretendem fazer com que as crianças usem sua consciência fonêmica para atingir uma compreensão inicial de como funciona o princípio alfabético. O objetivo é apresentá-las à noção de que cada fonema é representado por uma letra e que a sequência de fonemas que compõe uma palavra é representada, da esquerda para a direita, pela sequência de letras que compõe sua escrita. Mais uma vez, as atividades apresentadas aqui são preliminares. Sua função é preparar as crianças para a instrução, em fônica e em escrita, e não substituí-la. Para uma alternativa empiricamente validada, que vá mais fundo em fônica e em escrita, veja os níveis de pré-escola e de primeira série do programa *Open Court: Collections for Young Scholars*, 1995 (www.sraonline.com/download/ocr/ocrresearch2002.pdf).

Ao usar estas atividades, não se esqueça de que o comportamento das crianças ainda deve ser monitorado cuidadosamente. Particularmente, há o fato de que muitas crianças entram na escola cientes de que aprender a escrever é muito importante. Como consequência, algumas terão a tendência a abandonar completamente seu conhecimento fonêmico para se concentrar apenas nas letras e na escrita. Para desestimular essa tendência, a maioria dos jogos neste capítulo foi emprestada, com pequenas modificações, dos capítulos anteriores. A familiaridade com os jogos e com suas dinâmicas deve ajudar a manter as funções fonêmicas das letras na linha de frente conceitual. No mesmo espírito, é aconselhável voltar às versões originais dos jogos, sem letras, de tempos em tempos. Por conveniência, essas versões sem letras são citadas como Atividades de referência.

Por fim, as atividades neste capítulo partem da premissa de que os alunos já estabeleceram uma familiaridade razoável com as letras. Assim como as correspondências entre letras e fonemas não fazem sentido sem uma consciência fonêmica, elas também não podem ser aprendidas sem que as crianças saibam distinguir com segurança uma letra da outra. Em termos ideais, o trabalho com nomeação, reconhecimento e escrita das letras terá começado bem no início do ano e sido desenvolvido paralelamente com as atividades de consciência fonológica. No entanto, é provável que alguns dos alunos não estejam seguros de, pelo menos, algumas letras. Fique atento em busca de sinais de confusão e ofereça prática e ajuda extras quando for necessário.

Lembre-se de que o propósito central destas atividades é ensinar aos alunos como funciona o alfabeto. Por essa razão, as correspondências entre letras e fonemas de todas as palavras a serem exploradas é simples e direta. Além disso, como a ênfase está na *compreensão*, recomendamos que o número de letras apresentadas seja limitado a um subconjunto administrável. Baseado em suas propriedades fonêmicas e na sua utilidade para escrever palavras simples, recomendamos concentrar-se nas seguintes letras que têm correspondência direta letra/fonema:

p, b, f, v, t, d, m, n, l (as três últimas em início de sílaba)
     a i o u

Não se preocupe em introduzir outras letras até que os alunos estejam bem à vontade com essas. Por outro lado, não há necessidade de ter pressa com esse conjunto como um todo. Nesse momento, construir a capacidade dos alunos para trabalhar de forma confiante e reflexiva com algumas poucas letras é muito mais útil do que correr para dar conta de uma quantidade maior de letras. Além disso, quando as crianças tiverem entendido a natureza do sistema, a introdução de novas letras avançará com muito mais facilidade e velocidade.

REFERÊNCIAS

COLLECTIONS FOR YOUNG SCHOLARS. New York: SRA/McGraw-Hill, 1995.

Letras e escrita

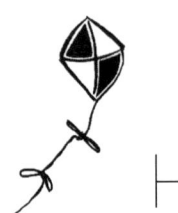

9A

Adivinhe quem é: introduzindo fonemas e letras

Objetivo Introduzir correspondências som-letra.

Atividade de referência 7A: Adivinhe quem é

Atividade As crianças sentam em círculo e você diz: "*Estou pensando no nome de alguém que começa com a letra _____ (F). Levante a mão quem souber quem é.*" A seguir, mostre a letra inicial enquanto diz o fonema correspondente ao nome da criança, alongando-o ou repetindo-o [*f-f-f-f-f-f*] quantas vezes for necessário, até que a maioria das crianças tenha adivinhado o nome.

Observação: Nomes que começam com letras que correspondem a mais de um som (como a letra *C* em *Carlos* e em *Cibele*) precisarão de explicações adicionais.

Variação • Depois que as crianças estiverem familiarizadas com os fonemas e as letras iniciais dos nomes umas das outras, você pode começar o jogo: "*Estou pensando no nome de alguém que começa com (nome da letra)*" enquanto apresenta a letra correspondente. Só que agora, as crianças pronunciam o som da letra e, a seguir, levantam a mão quando tiverem adivinhado o nome da criança.

OBSERVAÇÕES E ATIVIDADES EXTRAS

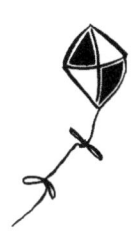

9B

Nomes de figuras: fonemas e letras iniciais

Objetivo

Associar letras com os fonemas iniciais das palavras.

Atividade de referência

7C: Encontrando coisas: fonemas iniciais

Observação: Use este jogo para introduzir cada nova consoante. Deve ser jogado várias vezes, até que as crianças respondam com razoável rapidez e precisão o nome e o som da letra apresentada. Então, devem ser realizadas as atividades 9C (Estou pensando em uma coisa: fonemas e letras iniciais) e 9D (Nomes de figuras: fonemas e letras finais) com o objetivo de reforçar e ampliar o uso desta consoante. Quando as crianças estiverem seguras, volte a este jogo (9B).

Avance para as atividades com o fonema e a letra (9E: Buscando figuras: consoantes iniciais ou finais; 9F: Introduzindo a forma como as palavras são escritas: acrescente uma letra) assim que as cinco primeiras consoantes tiverem sido fixadas. Sempre que for introduzida uma nova consoante, a atividade deverá ser retomada.

Atividade

Use dois conjuntos de cartões com figuras. Os nomes dos objetos mostrados em todos os cartões no primeiro conjunto devem começar com a letra e o fonema do dia (por exemplo, */v/ no primeiro dia*). Os do segundo conjunto de cartões, que deve ser menos numeroso, começam com algum outro som diferente (por exemplo, */m/ no primeiro dia*). Antes de começar este jogo, revise o nome de cada figura no conjunto /v/ com as crianças, de forma que não haja confusão durante o jogo.

Mostre uma figura do primeiro conjunto e peça que as crianças a nomeiem e identifiquem seu fonema inicial (por exemplo, *vaca*, [*v-v-v*]). Repita o procedimento com um segundo cartão da pilha (por exemplo, *violão*, [*v-v-v*]).

A seguir, pergunte: *"Essas palavras começam com o mesmo som? Com que som começam?"* Depois que as crianças responderem, mostre a letra *v* e diga: *"Essa é a letra v. V soa como [v-v-v]. Quando escrevemos essas duas palavras, as duas começam com a letra v."* Então as crianças são desafiadas a pensar em alguma outra palavra que comece com o mesmo som. Escreva no quadro todas as que são adequadas, enfatizando que cada uma começa com a letra *v*. Observe que, como a primeira letra da palavra é a única que interessa aqui, podem-se incluir palavras mais longas (como *vassoura, velocidade, ventilador*).

Depois, embaralhe os dois conjuntos de cartões e mostre-os, um de cada vez, de modo que todos possam vê-los. Para cada cartão, as crianças devem dizer "*v*" se o objeto mostrado começa com o som *[v]*.

Observação: Pedir que as crianças levantem cartões com letras ou objetos enquanto respondem facilita o monitoramento de sua compreensão e participação.

Variações

- Como forma de avaliar o envolvimento individual ao mesmo tempo em que mantém todos envolvidos, peça às crianças para que não respondam até que você sinalize. Então, chame, de surpresa, um indivíduo ou um grupo para responder.
- No segundo conjunto de cartões, em lugar de incluir apenas figuras que comecem com qualquer outro som, como [m], inclua figuras que comecem com uma série de fonemas e letras diferentes. Isso tornará a tarefa um pouco mais difícil.
- Usando um conjunto de cartões que reflitam apenas duas letras iniciais (por exemplo, *m* e *v*), desafie as crianças a identificar o fonema inicial para cada cartão ao trabalhar com os cartões embaralhados. Use essa variação para relembrar as crianças de letras aprendidas previamente, enquanto trabalha nas novas.

OBSERVAÇÕES E ATIVIDADES EXTRAS

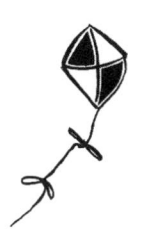

9C

Estou pensando em uma coisa: fonemas e letras iniciais

Objetivo

Reforçar e ampliar a consciência das crianças sobre a consoante inicial, exigindo, implicitamente, que elas apontem de forma individual e avaliem o fonema inicial de cada item que considerem durante o jogo.

Atividade de referência

7D: Estou pensando em uma coisa

Atividade

Diga: "*Agora vamos jogar um jogo chamado 'Estou pensando em uma coisa'. Vou escrever a palavra em que estou pensando. Vou lhes dar pistas, e vocês devem descobrir minha palavra.*" Escreva a palavra em algum lugar onde possa ficar escondida da vista durante o jogo (por exemplo, em uma folha de papel que é mantida virada para baixo) e só a mostre para todos quando for adivinhada. A seguir, mostre e diga às crianças a inicial da palavra a ser adivinhada (*v*). (Para este jogo, as iniciais devem ficar restritas às que já foram introduzidas.) Depois de apresentar a letra, pergunte às crianças sobre seu som: "*Estou pensando em uma coisa que começa com a letra v. Qual é o som da letra v? [v-v-v]. Muito bem! Olhem em volta e vejam se vocês encontram qualquer coisa que comece com a letra v.*" Resposta: *vidro*.

Cada sugestão feita pelas crianças deve ser examinada por todos para ter certeza de que comece mesmo com o fonema adequado. Quando as sugestões das crianças não começarem com o fonema correto, discuta com a turma e faça com que cheguem a essa conclusão. As sugestões que realmente comecem com o fonema correto devem ser comemoradas e escritas no quadro, enfatizando sua letra inicial.

Variação

- Jogue com objetos que não estejam à vista, usando pistas como: "*A palavra secreta começa com a letra v, é um animal, tem quatro pernas, tem pelos*" (*vaca*) e assim por diante.

OBSERVAÇÕES E ATIVIDADES EXTRAS

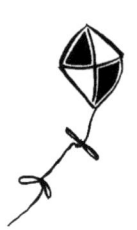

9D

Nomes de figuras: fonemas e letras finais*

Objetivo

Associar letras aos fonemas finais das palavras.

Observação: Para cada nova consoante, é importante que as crianças estejam razoavelmente seguras com a Atividade 9B (Nomes de figuras: fonemas e letras iniciais) antes de desafiá-las com esta atividade.

Atividade de referência

7G: Palavras diferentes, mesmo fonema final

Atividade

Use dois conjuntos de cartões com figuras. No primeiro conjunto, os nomes dos objetos mostrados em todos os cartões *terminam* com a letra e o fonema do dia (por exemplo, /a/ *no primeiro dia*). Os do segundo conjunto de cartões, menos numeroso, começam com algum fonema diferente (por exemplo, /s/ *no primeiro dia*). Antes de começar o jogo, revise o nome de cada figura no conjunto /a/ com as crianças, de modo que não haja confusão sobre o nome a ser dado quando o jogo começar.

Mostre uma figura do primeiro conjunto e peça que as crianças digam seu nome e identifiquem seu fonema final (por exemplo, *bola*, [a-a-a]). Repita esse procedimento com um segundo cartão da pilha (como *saia*, [a-a-a]). Pergunte: *"Essas duas palavras terminam com o mesmo som? Com que som terminam?"* Depois que as crianças responderem, mostre as letras e diga: *"Esta é a letra a. A soa como [a-a-a]. Quando escrevemos essas duas palavras, as duas terminam com a letra a."* A seguir, escreva ambas no quadro para enfatizar visualmente o que está querendo dizer.

A seguir, as crianças são desafiadas a pensar em alguma palavra que termine com o mesmo fonema. Aceite só as que realmente terminem com o fonema em questão.

Letras e escrita

---

*N. de R.T. Em Inglês, todas as consoantes podem ocorrer em final de sílaba (ex.: *hat, pub, of, wash, ham, path*). Em Português, as possibilidades limitam-se a /s/, /r/, /l/ e /m/ (ex.: *lápis, mar, sal, ontem*). Portanto, será um pouco mais difícil encontrar material para este jogo.

A seguir, embaralhe os dois conjuntos de cartões e mostre-os um de cada vez, de modo que todos possam ver. Para cada cartão, as crianças dizem "*a*" se o objeto mostrado terminar com o som *[a]*. As figuras escolhidas devem, de fato, terminar com a letra em questão. Sendo assim, elas podem ser escritas no quadro para reforço.

Observação: Pedir às crianças para levantarem seus cartões ou objetos ao responderem facilita seu monitoramento da compreensão e da participação delas.

Variações

- Como forma de avaliar os progressos individuais ao mesmo tempo em que se mantêm todas envolvidas, peça que as crianças não respondam até que você sinalize. Então, chame um indivíduo ou um grupo para que respondam.
- No segundo conjunto de cartões, em lugar de incluir apenas figuras que terminem com algum som específico, como /s/, inclua figuras que terminem com diversos fonemas e letras.
- Usando conjuntos de figuras que reflitam apenas duas letras finais (como *a* e *s*), desafie as crianças a identificar o fonema inicial para todas as figuras quando trabalharem com os cartões embaralhados. Use essa variação para retomar as letras aprendidas previamente, enquanto trabalha com as novas.

OBSERVAÇÕES E ATIVIDADES EXTRAS

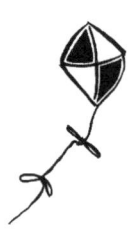

9E

Buscando figuras: consoantes iniciais ou finais

Objetivo

Fazer com que as crianças alternem sua atenção entre todos os sons aprendidos até este momento.

Observação: Este jogo só é adequado depois que as crianças tiverem trabalhado com várias letras. Além disso, como as consoantes finais são mais difíceis do que as iniciais, elas precisarão de mais apoio.

Atividade de referência

7C: Encontrando coisas: fonemas iniciais
7H: Encontrando coisas: fonemas finais

Atividade

Para consoantes iniciais, espalhe figuras representando cada uma das várias letras no centro do círculo. Para jogar, anuncie uma letra (f) e desafie as crianças a encontrarem uma figura que comece com ela (*faca*). Depois de um tempo adequado de espera, peça que uma criança escolha um cartão e que justifique a escolha. A seguir, ela deve retirar o cartão do meio do círculo e colocá-lo abaixo de uma ficha mostrando a letra correspondente. Jogue da mesma forma com as consoantes finais, mas peça às crianças que escolham figuras cujos nomes *terminem* com a consoante que você anunciar.

Variação

• Distribua cartões com figuras às crianças. Cada uma deve anunciar a letra inicial (e/ou final) de seu cartão e acrescentá-lo ao conjunto apropriado.

OBSERVAÇÕES E ATIVIDADES EXTRAS

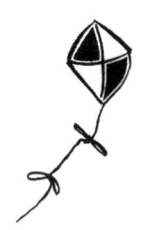

9F

Introduzindo a forma como as palavras são escritas: acrescente uma letra

Objetivo

Apresentar às crianças a escrita, da esquerda para a direita, e as correspondências entre letras e sons das vogais.

Observação: Esta atividade deve ser introduzida assim que as crianças estiverem seguras com, pelo menos, cinco consoantes.

Atividade de referência

8B: Palavras básicas de três fonemas
8C: Encontros consonantais: acrescentando e excluindo fonemas iniciais

Atividade

Comece dizendo uma palavra de três sons (por exemplo, *ela*) e peça que as crianças a segmentem para você (*[ɛ]-[l]-[a]*). Repetindo esses sons, escolha as letras correspondentes no quadro. Explique que o som *[ɛ]* é representado pela letra *e*. Peça que as crianças repitam o som da vogal, pronunciem e juntem a palavra que você escreveu, à medida que você aponta, da esquerda para a direita – primeiro, de forma lenta, e depois, rapidamente – as letras, uma de cada vez.

A seguir, acrescente uma das letras estudadas anteriormente (por exemplo, *v*) ao início da palavra. Peça que as crianças digam o som da nova letra e, após, descubram a nova palavra, pronunciando e juntando todas as letras representadas. Até que as crianças tenham entendido, você precisará demonstrar e apoiar essa atividade de pronunciar e juntar da esquerda para a direita. Depois disso, a atividade fica mais animada ao se pedir que as crianças levantem a mão quando souberem cada palavra e, depois, que justifiquem suas respostas, segmentando as palavras segundo as letras e juntando-as novamente.

A atividade continua com você produzindo novas palavras ao acrescentar ou substituir uma única letra. Depois do primeiro dia, devem-se exercitar tanto as letras finais como as iniciais. Entre os exemplos de conjuntos de palavras adequados, estão:

ato: mato, pato, rato, gato, bato
é: pé, ré, réu, meu, mau
ela: vela, mela, tela, dela, bela
má: mas, mar, mal, mala, malas
ri: rio, raio, rato, pato, patê
vó: voz
vó: vaz, faz, noz, nós

OBSERVAÇÕES E ATIVIDADES EXTRAS

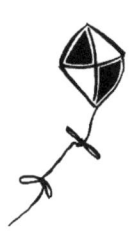

9G

Troque uma letra

Objetivo

Dirigir a atenção das crianças para o fato de que cada letra em uma palavra é importante, e desenvolver sua capacidade de apreciar as distinções entre as vogais.

Atividade de referência

8C: Encontros consonantais: acrescentando e excluindo fonemas iniciais
8D: Encontros consonantais: acrescentando e excluindo o segundo membro do encontro

Atividade

Escreva uma palavra no quadro e faça com que as crianças a pronunciem fone por fone, juntem e identifiquem. A seguir, substitua uma letra da palavra escrita. Peça que as crianças digam a palavra que resultar. Reforce sua resposta pronunciando separadamente e juntando suas letras. Repita esses passos várias vezes.

    Quando estiver trabalhando com consoantes iniciais e finais, este jogo é muito semelhante ao anterior, apenas mais acelerado. Em um mesmo dia, é melhor concentrar-se em uma posição de letra, seja inicial, final ou medial. Entre as listas adequadas, estão:

Inicial:	mala	fala	cala	rala
	gato	rato	pato	mato
Final:	pato	pata	patê	Pati
	só	sol	som	
	má	mar		
Medial:	mela	mala	mula	mola
	vila	vira	vida	viva

Mais uma vez, para monitorar melhor a segurança e o progresso das crianças, é uma boa ideia instituir um tempo de espera e chamar, de forma imprevisível, algumas crianças individualmente ou o grupo todo.

OBSERVAÇÕES E ATIVIDADES EXTRAS

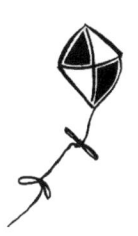

9H

Pronunciando palavras

Objetivo

Preparar as crianças para a decodificação independente, acrescentando ou alterando letras em qualquer posição em uma palavra.

Atividade de referência

8C: Encontros consonantais: acrescentando e excluindo fonemas iniciais

8D: Encontros consonantais: acrescentando e excluindo o segundo membro do encontro

8E: Construindo palavras de quatro fonemas

Atividade

Comece escrevendo uma palavra no quadro e desafiando as crianças a pronunciar os sons e juntá-los. Então, mude a palavra de alguma forma, mas em uma única letra, e peça que as crianças leiam a nova palavra que resultar daí. Resumindo, esta atividade é semelhante à anterior, exceto pelo fato de que você pode acrescentar, retirar ou mudar letras de qualquer posição da escrita da palavra anterior. Além disso, os encontros consonantais são explorados pela primeira vez. A seguir, exemplos de listas de palavras que lhe permitem avançar:

aba: oba, loba, lobo, bobo, bebo, belo, bolo
bola: cola, gola, gela, gel, gelo
cai: ai, sai, vai, pai, pá, cá, cal, tal, sal
chove: chave, cave, cavo, cravo, bravo, gravo, grava, grama
é: pé, pá, epa, ema, gema, rema, rima
ele: ela, mela, mola, bola, bala, cala, cara
era: fera, fora, foca, oca, cola, bola
minha: mina, fina, fica, fila, vila
mundo: mudo, muda, mula, pula, gula, gola, gol
oco: soco, saco, caco, calo, cano, pano
pão: mão, cão, não, anão
pato: prato, rato, mato, mata, mala, mal
rã: lã, fã, fé, pé, pá, lá, ala, fala
um: uma, suma, soma, som, sol, sola, bola

Observação: Depois de completar cada conjunto, faça uma revisão, pedindo que as crianças usem cada palavra em uma frase. Fazer isso requer, implicitamente, que elas releiam as palavras e avaliem seus significados.

Variações

- Jogue um jogo semelhante com a escrita. Dite cada palavra e peça que as crianças a escrevam. Após cada palavra e antes da próxima, envolva as crianças na revisão e na solução de problemas de sua escrita. Comemore os sucessos e trate o desafio como uma atividade para estimular o cérebro. Não use mais de cinco palavras em um dia, ou o jogo poderá passar de interessante para cansativo.
- Estimule os alunos a usar sua consciência fonêmica e seu conhecimento das letras para escrever de forma independente, usando escritas criativas ou fonéticas.

OBSERVAÇÕES E ATIVIDADES EXTRAS

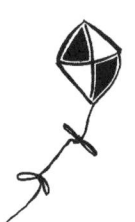

10

Avaliando a consciência fonológica

Este capítulo apresenta uma sugestão de avaliação da consciência fonológica para ser realizada em grupo. Dado que a fonologia tem a ver com os sons da fala, a testagem de um grupo, com lápis e papel, pode parecer um tanto estranha. Entretanto, a pesquisa e a experiência têm demonstrado que esse tipo de testagem pode captar de forma satisfatória os níveis gerais de consciência fonológica das crianças pequenas. Paralelamente, em termos de tempo, a testagem em grupo é muito eficiente, comparada com aquela feita individualmente. Contudo, na pré-escola, recomendamos testar crianças em grupos de, no máximo, seis integrantes – preferencialmente em duplas ou em trios.

Administrando o teste a todos em sua sala de aula antes de utilizar o programa, você pode avaliar objetivamente o nível inicial de consciência fonológica de seus alunos. No entanto, para alunos de pré-escola é aconselhável dar instruções em consciência fonológica antes de testar. Esse diagnóstico prévio é especialmente útil para alunos com dificuldades e para os de primeira série, pois dá subsídios para ajustar o tempo e o esforço de instrução necessários segundo as necessidades e o conhecimento prévio do aluno. Embora algumas atividades fundamentais devam ser realizadas – mesmo a partir do primeiro capítulo – para garantir que todos estejam seguros de sua compreensão, o trabalho pode começar para valer no capítulo correspondente ao subteste em que os resultados dos alunos começarem a ser insatisfatórios. A avaliação pode ser repetida, com todos os alunos, em intervalos de um a dois meses, e os resultados usados para monitorar ou para confirmar os avanços do grupo. Repetindo: se um determinado grupo apresentar resultados insatisfatórios em qualquer um dos subtestes, sugere-se que as crianças retornem ao capítulo correspondente do programa e retomem as atividades relacionadas.

Utilizada de forma adequada, a triagem também pode ajudá-lo a identificar os indivíduos que têm dificuldades fonológicas. Neste caso, todavia, cabe uma advertência. As crianças pequenas costumam ter dificuldades de ouvir e de seguir instruções e, em termos mais gerais, também têm dificuldades com os tipos de atenção, independência e controle metacognitivo necessários a esses testes. Apesar do fato de essa avaliação ter sido elaborada de forma que, com apoio, supervisão e estímulo, a maioria das crianças possa atingir essas demandas, os resultados individuais devem ser tratados com cautela. Como regra geral, um resultado elevado indica que uma criança está progredindo bem nas habilidades testadas. Mas ela poderá obter um resultado baixo, em qualquer dos subtestes, por razões sem qualquer relação com seu conteúdo ou propósito, talvez por não compreender a tarefa solicitada. As crianças que têm baixo desempenho em qualquer subteste devem ser avaliadas por meio de interações individuais. Quando as dificuldades forem confirmadas, a criança deve receber apoio especial até que tais dificuldades sejam ultrapassadas (ver Torgesen e Bryant, 1994; Wagner e Torgesen, 1997). Tenha em mente, também, que o desempenho e a confiança de uma criança ao trabalhar com jogos e materiais relevantes é um indicativo válido de compreensão e de crescimento, mais do que o resultado de qualquer pequeno conjunto de testes.

O TESTE DE AVALIAÇÃO

O teste de avaliação contém seis subtestes:

1. Identificando rimas
2. Contando sílabas
3. Combinando fonemas iniciais
4. Contando fonemas
5. Comparando o tamanho das palavras
6. Representando fonemas com letras

A pontuação máxima em cada tarefa é de 5 pontos, portanto há um escore máximo de 30 pontos.

MATERIAIS

Cada criança deverá ter um lápis e um caderninho de testes (que é feito por meio da compilação das folhas de testes dos alunos apresentadas durante este capítulo), incluindo uma folha de rosto com seu nome. Você deve ter um conjunto de páginas de demonstração (que aparecem no decorrer deste capítulo), uma cópia do caderninho do estudante e um lápis.

O PROCEDIMENTO DE TESTAGEM

A aplicação de todo o teste dura cerca de 30 minutos. Em crianças de pré-escola pode durar um pouco mais. Recomenda-se que o grupo a ser testado não passe de 15 crianças para a primeira série, e de 6 para a pré-escola. Grupos maiores tendem a ser difíceis de administrar em uma situação de avaliação.

Recomenda-se, também, que pelo menos dois professores estejam envolvidos na administração do teste. O envolvimento de outro professor ajuda a garantir que as crianças prestem atenção e sigam as instruções adequadamente. Além disso, proporciona oportunidades valiosas para discutir os resultados da avaliação, bem como suas implicações e as estratégias a serem seguidas.

As seções a seguir apresentam explicações breves para cada subteste e instruções para sua administração.

IDENTIFICANDO RIMAS

Para a maioria das crianças, a capacidade de identificar e produzir rimas parece se desenvolver sem instrução formal. Mesmo assim, as pesquisas demonstram que a sensibilidade a rimas é um excelente indicador de um nível inicial, básico, de consciência fonológica (Lundberg, Olofsson e Wall, 1980; Muter, 1994). Ou seja, para apreciar a semelhança entre as palavras *martelo* e *castelo*, a criança precisa desviar sua atenção do significado das palavras para o seu som. Embora uma sensibilidade sólida à rima não leve automática ou diretamente à consciência fonológica, sua ausência sugere problemas e exige uma reação em termos de ensino.

Descrição

Na folha de teste, há 10 figuras. Para cada figura na coluna da esquerda, há outra, na mesma página, com um nome que rima. A tarefa das crianças é relacionar os pares de figuras que rimam, desenhando linhas entre eles.

Administração

Comece explicando que as duas palavras rimam quando têm sons semelhantes no final, e dê às crianças vários exemplos de palavras que rimam.

"cola – bola"
"balão – sabão"
"bala – mala"

Estimule as crianças a pensarem em mais algumas rimas:

"Alguém sabe alguma palavra que rime com pato?" (por exemplo, sapato, retrato, mato, rato)
". . . com bela?" (vela, tigela, cadela)
"... com cueca?" (soneca, sapeca, boneca)
". . . com chulé?" (café, pé, jacaré)

A seguir, levante sua página de demonstração, que apresenta duas colunas com duas figuras cada uma, e aponte a primeira figura à esquerda:

"Vocês sabem o nome dessa figura?"
"Sim, é uma **bola**. Agora olhem a figura neste lado da página. Vocês conseguem achar alguma que rime com **bola**? Levantem a mão, se souberem."
"Muito bem, **bola** e **mola** rimam. Ouçam: **bola** ... **mola**."
"Para mostrar que essas duas figuras rimam, vou desenhar uma linha entre elas."

Desenhe uma linha entre as duas figuras para exemplificar, levantando a página para certificar-se de que todos vejam e entendam. A seguir, dirija a atenção das crianças para a figura logo abaixo, à esquerda:

"Aqui está a figura de um **caracol**. Vocês veem outra que rime com **caracol**? Levantem a mão, se veem."
"Muito bem, **caracol** e **anzol** rimam. Ouçam: **caracol**...**anzol**."
"Para mostrar que essas duas figuras rimam, vou desenhar uma linha entre elas."

Demonstre novamente, certificando-se de que todos prestem atenção.

"Vamos para a primeira página de seu caderno. Aí vocês têm 10 figuras. Cada figura na coluna da esquerda rima com outra, em algum lugar da página."
"Encontrem as palavras que rimam e liguem uma na outra, desenhando uma linha."
"Antes que vocês comecem, vou lhes dizer os nomes das figuras."

Apontando uma figura de cada vez, de cima para baixo e da esquerda para a direita, diga claramente o nome de cada uma delas, certificando-se de que todas as crianças estão prestando atenção e entendendo:

"**Mão, fada, anel, laço, pente, palhaço, pincel, pão, escada, dente.**"
"Certo. Agora comecem a procurar as rimas. Não se esqueçam de desenhar uma linha entre as figuras que rimam."
"Quando tiverem terminado, larguem o lápis e olhem para mim."

Cálculo dos resultados

Dê a cada criança 1 ponto por cada par associado corretamente, de forma que o resultado máximo possível seja 5.

Identificando rimas: página de demonstração do professor

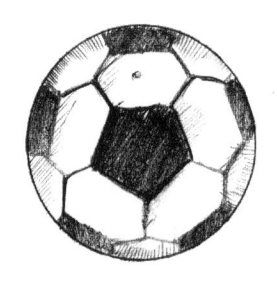

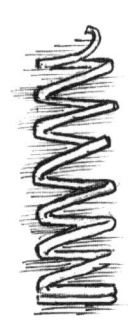

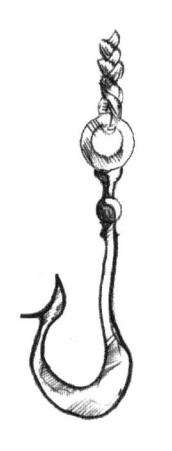

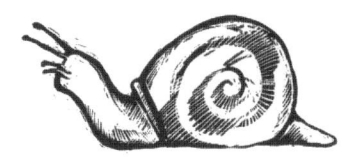

Identificando rimas: página de teste dos alunos

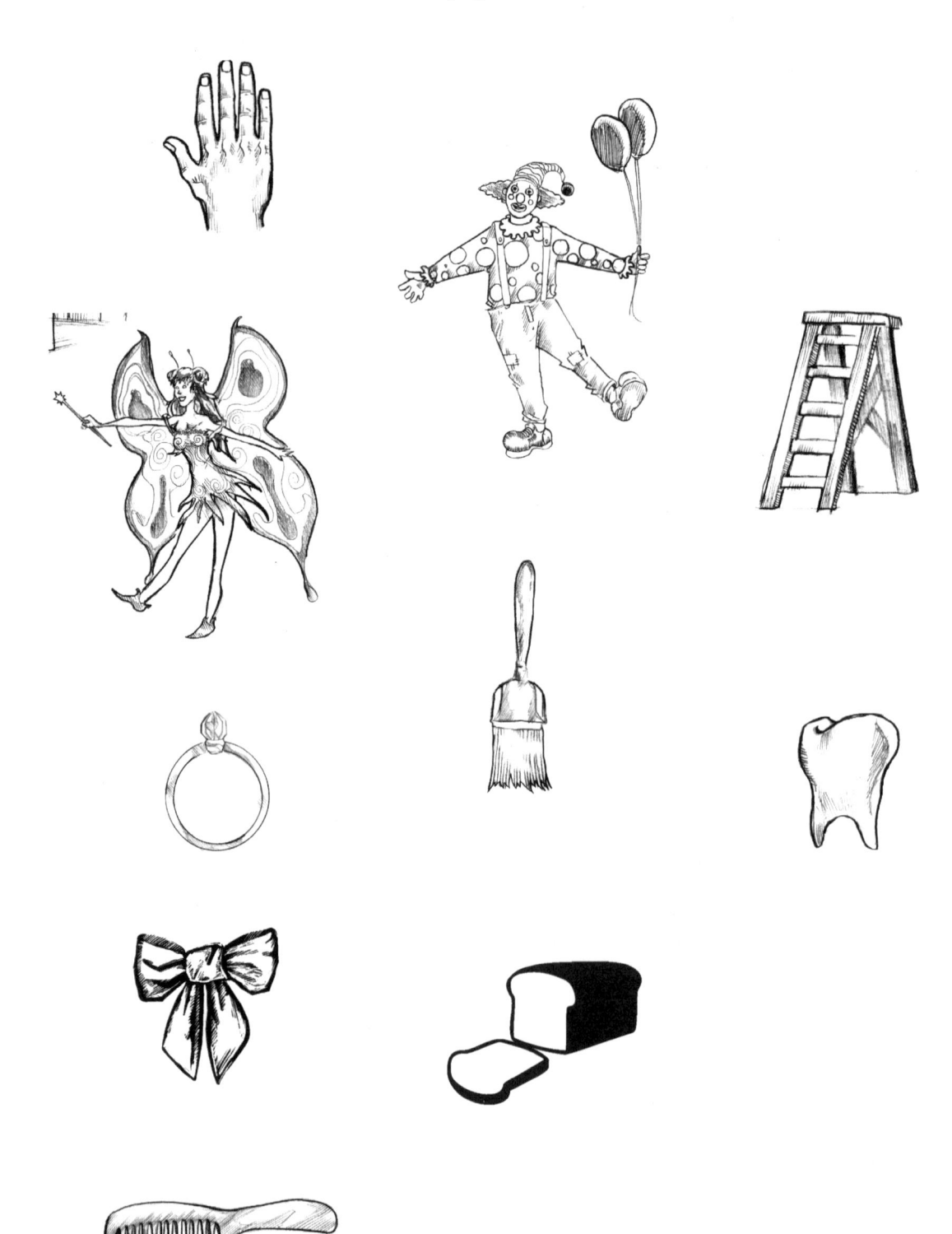

CONTANDO SÍLABAS

As pesquisas demonstram que prestar atenção a sílabas é mais fácil do que prestar atenção a fonemas e, além disso, que a consciência silábica geralmente surge mais cedo do que a fonêmica no desenvolvimento das crianças (Lundberg, Frost e Peterson, 1988). Este subteste avalia a consciência silábica das crianças, pedindo-lhes que contem o número de sílabas em diferentes palavras.

Descrição

A folha de teste mostra cinco figuras, cada uma seguida de uma linha em branco para resposta. As crianças devem indicar o número de sílabas em cada uma das palavras apresentadas nas figuras, fazendo a mesma quantidade de marcas na linha de resposta.

Administração

Comece mostrando às crianças como contar o número de sílabas nas palavras. Batendo palmas ao pronunciar cada sílaba, demonstre palavras (por exemplo, *ba-lão, li-vro, pa-to,*) que consistam de duas sílabas. Marque as sílabas batendo palmas. Faça o mesmo com algumas palavras de três sílabas (como *a-be-lha, es-tre-la, ca-ne-ta*), batendo palmas e contando. Demonstre, também, alguns monossílabos (como *pé, pão, lã*). Então, levante sua página de demonstração e aponte para a primeira figura:

"Olhem essa figura. O que é?"
"Sim, é um **gato**. Agora digam a palavra lentamente, sílaba por sílaba: **ga-to**."
"Muito bem! Quantas sílabas há?"
"Sim, duas. Para mostrar que essa palavra tem duas sílabas, faremos duas marcas na linha ao lado dela."

Para demonstrar, faça duas marcas (I I) na sua página. A seguir, pronuncie a palavra *ga-to* mais uma vez, apontando a cada marca à medida que pronuncia a sílaba correspondente. Em seguida, dirija a atenção das crianças à próxima figura na página de demonstração.

"Olhem a próxima figura. O que é?"
"Sim, é um **jacaré**."
"Vamos dizer essa palavra juntos, lentamente, para poder ouvir as sílabas: **ja-ca-ré**. Quantas sílabas?"
"Sim, três. Então, o que eu tenho que fazer?"
"Sim, faço três marcas ao lado do jacaré."

Demonstre e apresente três marcas (I I I). Mais uma vez, pronuncie a palavra *jacaré*, sílaba por sílaba, apontando as três marcas, cada uma de uma vez. Agora, peça às crianças para que olhem para suas folhas de teste.

"O que vocês acham que devem fazer nesta página?"

"Sim, vocês devem ver se conseguem saber quantas sílabas há no nome de cada figura que veem."

"Antes que comecem, vou dizer o nome de cada figura."

"Ouçam com atenção: **lápis, elefante, janela, sol, aranha**."

"Vejam se conseguem contar as sílabas de cada figura. Não se esqueçam de marcar o número de sílabas ao lado das figuras."

"Quando terminarem, larguem o lápis e olhem para mim."

Cálculo dos resultados

Dê a cada criança 1 ponto por cada palavra identificada corretamente. O escore máximo, portanto, é de 5 pontos.

Contando sílabas: página de demonstração do professor

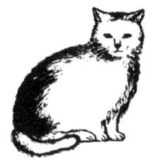 _____

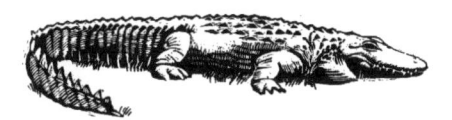 _____

Contando sílabas: página de testes do aluno

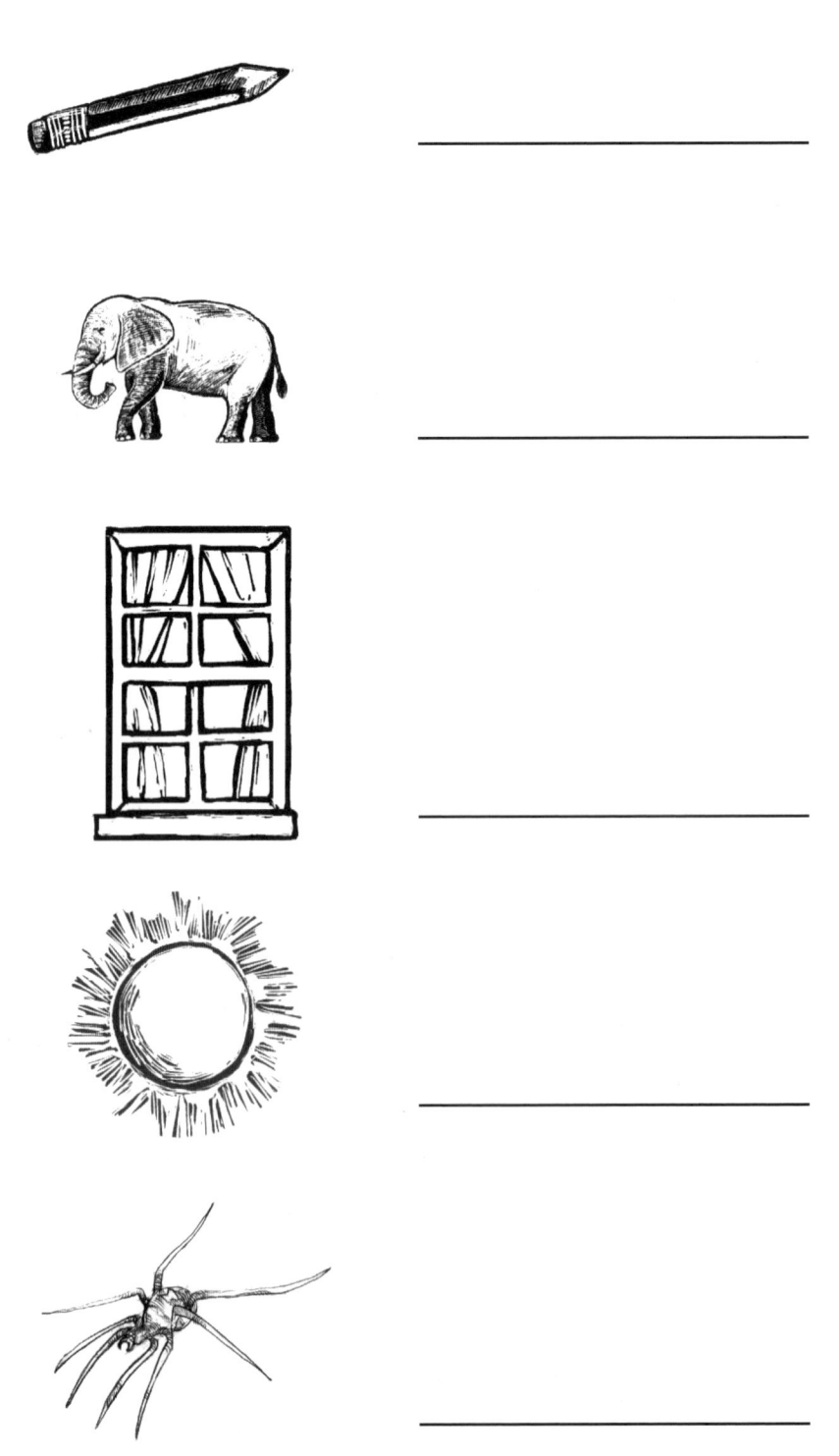

COMBINANDO FONEMAS INICIAIS

As pesquisas demonstram que a capacidade de julgar se certas palavras têm o mesmo fonema inicial é um passo fundamental no desenvolvimento da consciência fonêmica. Este subteste avalia essa capacidade, pedindo que as crianças associem elementos que comecem com o mesmo fonema.

Descrição

A folha de teste mostra 10 figuras. Para cada figura na coluna da esquerda há uma em algum lugar da página que começa com o mesmo fonema. As crianças devem relacionar os elementos que começam com o mesmo fonema, desenhando uma linha entre eles.

Administração

Levante sua página de demonstração e aponte para a figura acima, à esquerda, de modo que todos possam vê-la.

"Olhem essa figura. É a imagem de uma **foca**."
"Qual é o primeiro som da palavra **foca**? Levantem a mão, se souberem."
"Sim, o primeiro som de foca é *[f-f-f-f-f-f]*: *[f-f-f]* **- foca**."

Agora, dirija a atenção das crianças para a coluna de figuras no lado direito da página.

"Agora olhem as figuras neste lado da página. Vocês conseguem encontrar uma que comece com o
      mesmo som de **foca**? Se conseguirem, levantem a mão."
"Muito bem. **Faca** começa com o mesmo som de **foca**. Ouçam com cuidado: *[f-f-f]*-**faca**...*[f-f-f]*-
      foca."
"Agora desenhem uma linha entre **foca** e **faca**, que começam com o mesmo som."

Desenhe uma linha entre as duas figuras para demonstrar, levantando a página para ter certeza de que todos estão vendo e compreendendo. A seguir, direcione a atenção das crianças para a figura abaixo, à esquerda.

"Aqui está a figura de uma **pandorga**. Qual é o primeiro som da palavra **pandorga**? Levantem a mão,
      se souberem."
"Sim, o primeiro som é *[p]*: *[p-p-p]* – **pandorga**."

Redirecione a atenção das crianças para a coluna de figuras no lado direito da página.

"Vocês veem uma figura aqui que comece com o mesmo som de **pandorga**?"
"Sim, **panela** começa com *[p]*. Ouçam: *[p-p-p]* – **pandorga**, *[p-p-p]* – **panela**."

Avaliação

Desenhe uma linha entre as duas figuras, de modo que todas as crianças possam ver o que você fez. Agora peça que prestem atenção na página de testes. Apontando uma coluna de cada vez, explique o seguinte:

"Para cada figura neste lado (esquerdo), vejam se conseguem encontrar outra aqui (lado direito) que comece com o mesmo som."
"Quando encontrarem duas palavras que comecem com o mesmo som, desenhem uma linha entre elas."
"Antes de começar, eu lhes direi o nome de cada figura."

Aponte para cada figura, de cima para baixo e da esquerda para a direita, enquanto diz seus nomes:

"Ouçam com atenção: **vaso, porco, lua, balão, rei, bola, lápis, rato, vestido, piano.**"
"Encontrem as figuras que começam com o mesmo som e desenhem uma linha entre elas."
"Quando tiverem terminado, podem largar o lápis e olhar para mim. Certo, podem começar!"

Cálculo dos resultados

Dê a cada criança 1 ponto por cada par associado corretamente, de modo que o escore máximo seja de 5 pontos.

Combinando fonemas iniciais: página de demonstração do professor

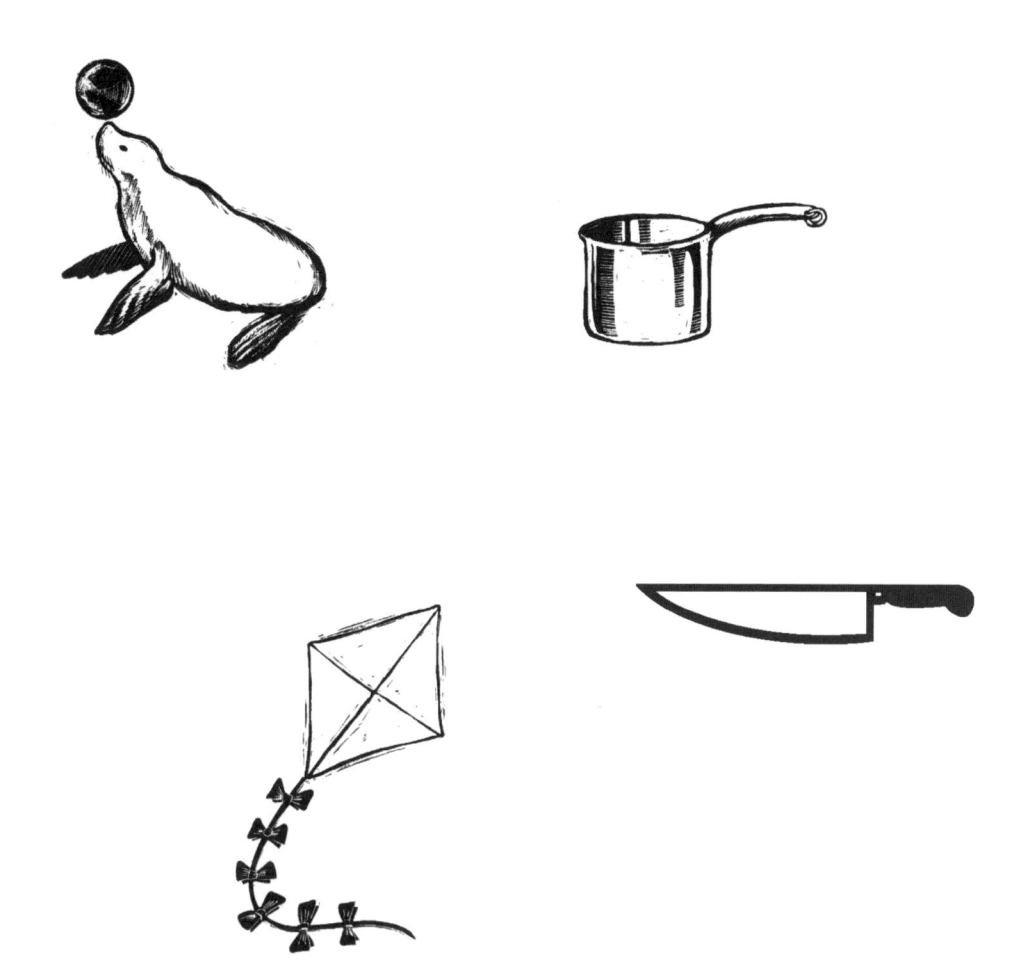

Combinando fonemas iniciais: página de testes dos alunos

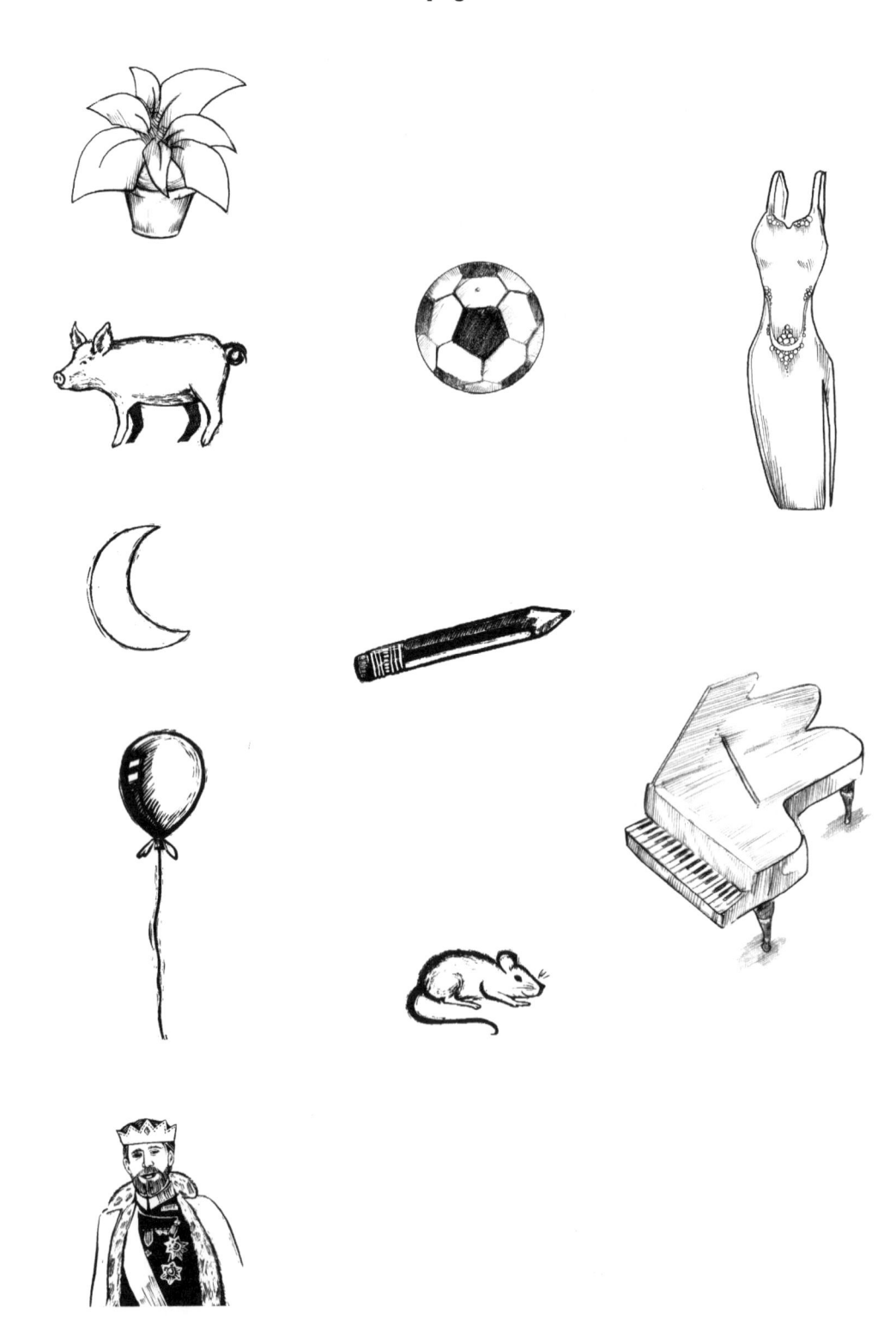

CONTANDO FONEMAS

Este subteste requer que as crianças contem o número de sons ou fonemas em diferentes palavras. As pesquisas demonstram que esta tarefa tem alta correlação com outras de consciência fonêmica. Também é um bom preditor do futuro êxito em leitura (Hoien, Lundberg, Stanovich e Bjaalid, 1995).

Descrição

A página de testes apresenta cinco figuras, cada uma seguida de um espaço em branco para a resposta. As crianças devem contar o número de fonemas nas palavras representadas por cada figura e indicar suas respostas, com marcas, no espaço correspondente.

Administração

Levante sua página de demonstração e aponte para a primeira figura:

"Aqui está a figura de um **pé**. Digam a palavra **pé** bem devagar, para vocês mesmos. Quantos sons vocês ouvem?" (O que interessa aqui é o número de fonemas, e não o número de letras.)
"Vamos tentar juntos...[p] – [ɛ]. Quantos sons?"
"Sim, dois: [p] – [ɛ]."
"Para mostrar que **pé** tem dois sons, eu botei duas marcas aqui, na linha ao lado da figura."

Certificando-se de que todas as crianças consigam ver e estão prestando atenção, faça duas marcas (| |) junto à figura do pé, na página de demonstração. Revise a sua solução, apontando a uma marca de cada vez, enquanto pronuncia o fonema que elas representam: [p] – [ɛ].

"O que a próxima figura mostra?"
"Sim, a **uva**, quantos sons tem a palavra **uva**?"
"Vamos tentar juntos: [u]...[v]...[a]. Quantos? Isso, três. Então, o que eu faço agora?"
"Muito bem, tenho que fazer três marcas no espaço ao lado da **uva**."

Mais uma vez, certificando-se de que todas as crianças conseguem ver e estão prestando atenção, faça três marcas (| | |) ao lado da figura da *uva* na página de demonstração. A seguir, revise, apontando uma marca de cada vez, enquanto pronuncia o fonema que ela representa: [u]...[v]...[a]. Depois, peça que as crianças olhem sua página de testes e continue:

"Tem figuras de cinco coisas, aqui. Vocês devem tentar marcar quantos sons há no nome de cada uma delas."
"Antes de começar, deixem que eu diga o nome das figuras pra vocês."

Aponte uma figura de cada vez, enquanto pronuncia cuidadosamente seu nome.

"Ovo, urso, luva, saia, moeda."
"Quando descobrirem o número de sons de cada palavra, façam o mesmo número de marcas ao lado delas."
"Quando tiverem terminado, larguem o lápis e olhem para mim."

Cálculo dos resultados

Dê a cada criança 1 ponto por resposta correta. O escore máximo é de 5 pontos.

Contando fonemas: página de demonstração do professor

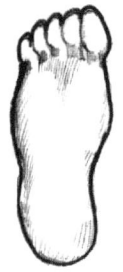

_____

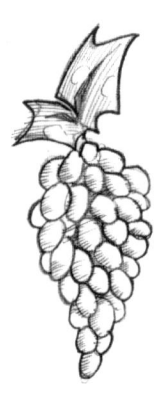

_____

Contando fonemas: página de testes do aluno

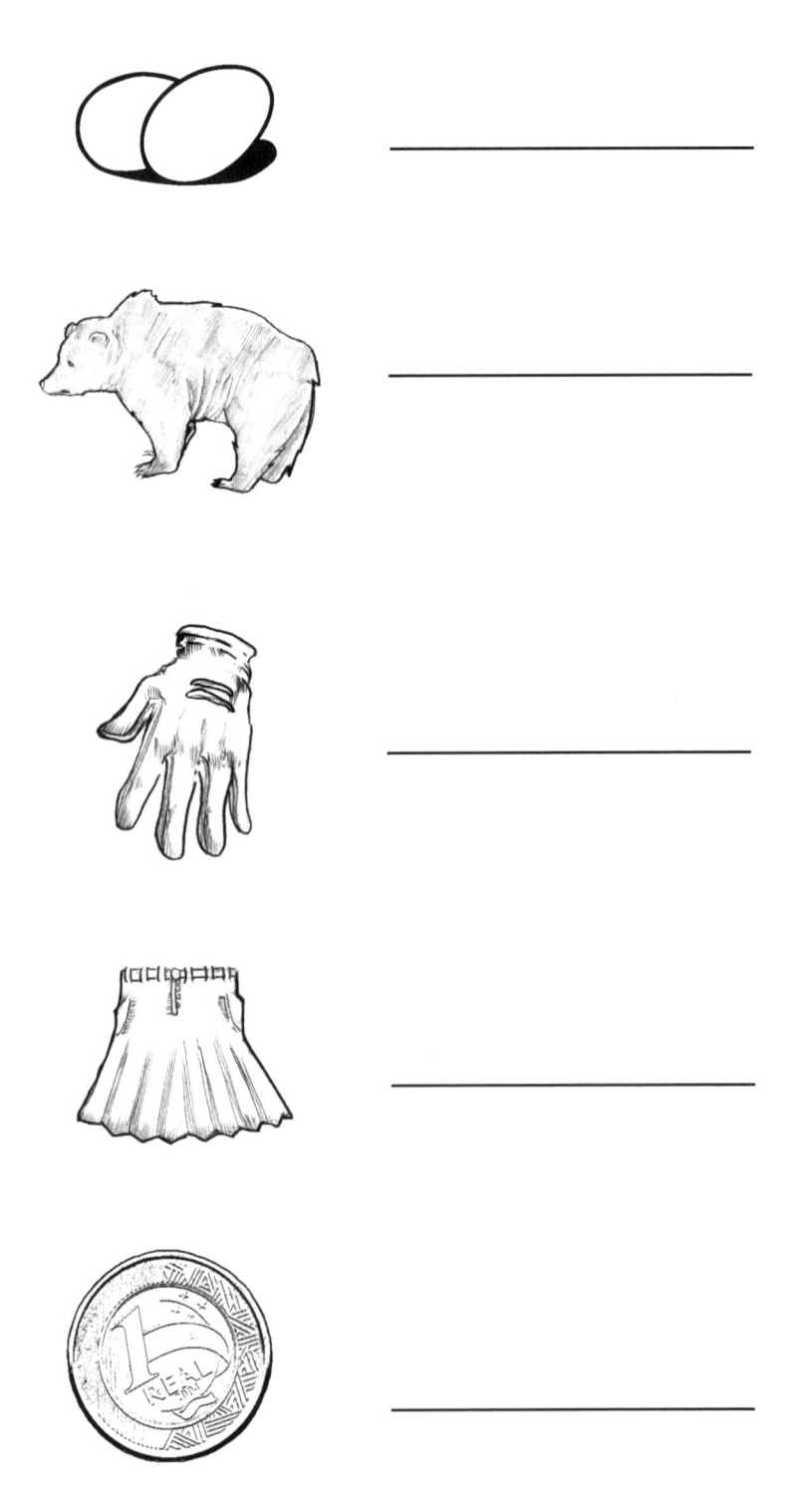

COMPARANDO O TAMANHO DAS PALAVRAS

Nesta tarefa, as crianças devem comparar duas palavras e decidir qual delas é formada pelo maior número de fonemas. Um bom desempenho requer que as crianças ignorem o significado das palavras, prestando atenção apenas à sua estrutura fonêmica.

Descrição

A página de teste apresenta cinco pares de figuras. Para cada conjunto, as crianças devem circular a figura que representa a palavra com o maior número de fonemas.

Administração

Levante sua página de demonstração e aponte o primeiro par de figuras:

"Olhem o primeiro par de figuras. Uma delas mostra um **pato** e a outra, um **sapato**. Preciso circular a figura que tem mais sons. Qual dessas figuras eu devo circular? Levante a mão quem souber."

"Vamos dizer as duas palavras devagar e compará-las: **pato**...*[p]...[a]...[t]...[o]*. Quantos sons tem pato? Sim, quatro."

"Agora vamos experimentar com **sapato**: *[s]...[a]...[p]...[a]...[t]...[o]*. Quantos sons tem sapato? Sim, seis."

"Então, que figura eu devo circular? Qual delas tem mais sons?"

"Sim, **sapato** tem mais sons do que pato. Escutem com atenção: **sapato** ... **pato**."

Certificando-se de que todos estejam prestando atenção, circule a figura com o *sapato*. A seguir, repita a demonstração com o segundo par de figuras, *uva* e *luva*:

"Olhe o segundo par de figuras. Uma mostra uma **luva** e a outra, uma **uva**. Preciso circular a figura que tem mais sons. Qual dessas figuras eu devo circular? Levante a mão, se souber."

"Vamos dizer as duas palavras devagar e compará-las: **luva**... *[l]...[u]...[v]...[a]*. Quantos sons tem **luva**? Sim, quatro."

"Agora vamos experimentar com **uva**: *[u]...[v]...[a]*. Quantos sons tem **uva**? Sim, três."

"Então, que figura eu devo circular? Qual delas tem mais sons?"

"Sim, **luva** tem mais sons do que **uva**. Escutem com atenção: **luva** ....**uva**."

A seguir, peça às crianças que peguem a página de teste.

"Temos aqui cinco pares de figuras. Para cada par, vocês devem circular a palavra que tem mais sons."

"Primeiro, deixem-me dizer o nome de todas elas para vocês: **soldado, dado, casa, asa, carta, cara, viola, vila, povo, polvo.**"

"Lembrem-se: para cada par, circulem a figura cujo nome tem mais sons."

Avaliação

Cálculo dos resultados

Dê a cada criança 1 ponto por cada par relacionado corretamente. O escore máximo é de 5 pontos.

Comparando o tamanho das palavras: página de demonstração do professor

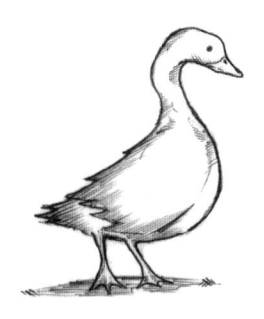

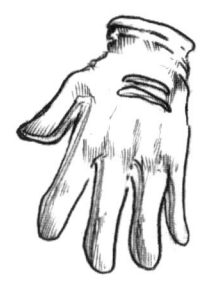

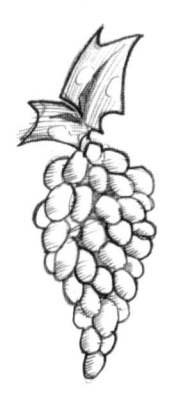

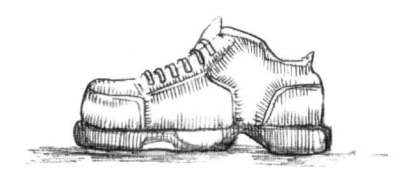

Comparando o tamanho das palavras: página de teste do aluno

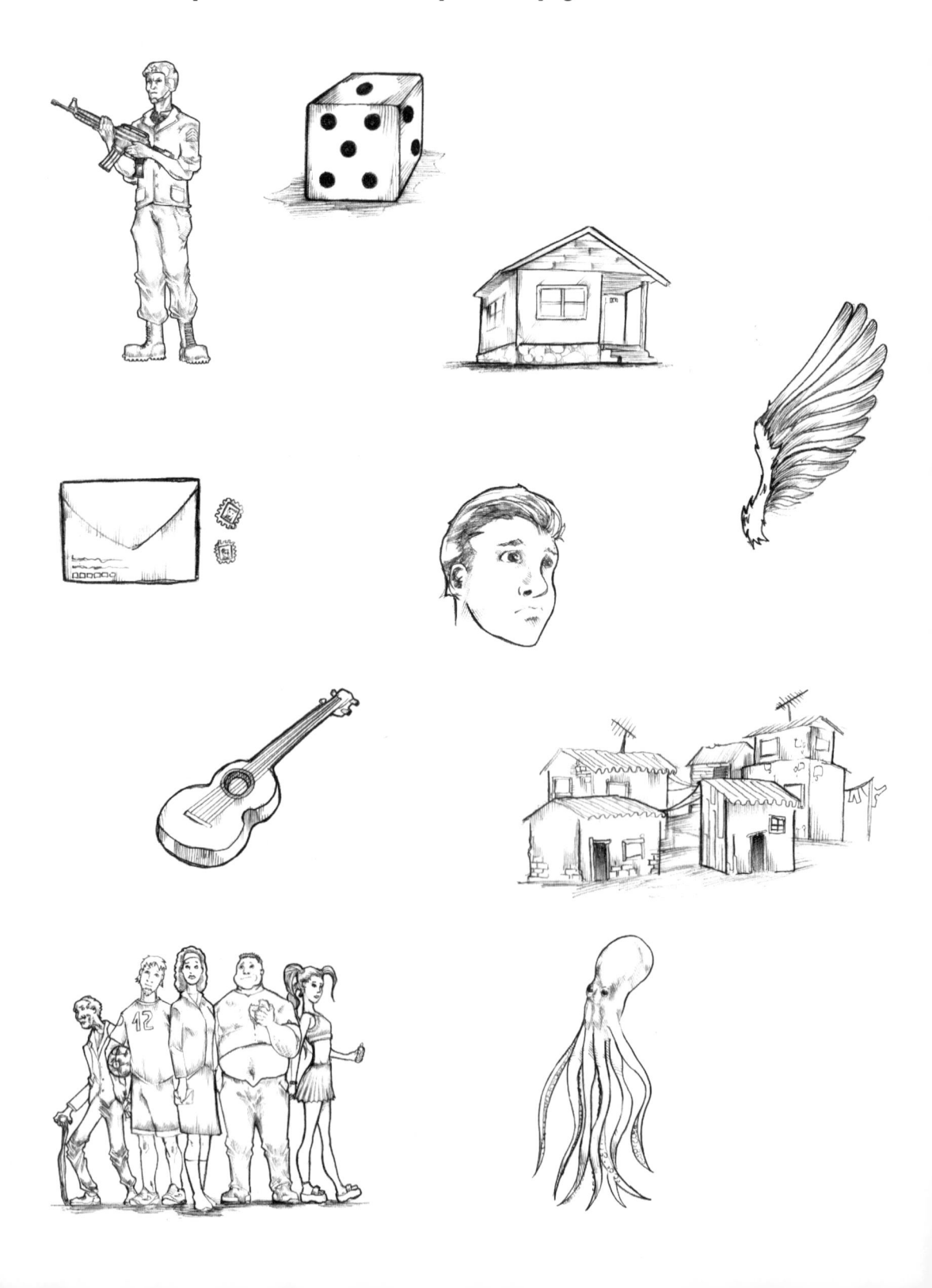

REPRESENTANDO FONEMAS COM LETRAS

Esta última tarefa desafia as crianças a combinarem sua consciência fonêmica e seu conhecimento de letras para escrever palavras de forma independente. Como o que interessa é a compreensão do princípio alfabético, todas as palavras envolvem associações simples e diretas de fonema e de letra. Essa compreensão alfabética está fortemente relacionada ao aprendizado da leitura (Hatcher, Hulme e Ellis, 1994).

Descrição

A página de teste apresenta cinco figuras, e pede-se que as crianças escrevam o nome de cada uma delas.

Administração

Levante sua página de demonstração e aponte para a primeira figura.

"Aqui está a figura de um **boi**. Vocês acham que sabem escrever **boi**? Vamos tentar juntos."
"Vamos começar dizendo a palavra **boi** bem devagar, som por som *[b] [o] [i]*. Qual é o primeiro som?"
"Então, qual letra se escreve primeiro?"

Certificando-se de que todas as crianças estão prestando atenção, escreva a letra *b* no espaço ao lado da figura do boi.

"Certo. Qual é o segundo som da palavra **boi**? Ouçam com atenção: *[b] [o] [i]*."
"Qual letra escrevemos para *[o]*? Isso, é a letra *o*."

Acrescente a letra *o*. A seguir, para mostrar que a palavra ainda está incompleta, pronuncie o que escreveu até agora, apontando as letras:

"*[b] – [o]*...Isso não chega. Do que mais precisamos?"
"Vamos escutar mais uma vez: *[b] [o] [i]*. Qual letra se escreve para *[i]*? Sim, *i*."

Acrescente a letra *i* e, depois, da esquerda para a direita, apontando para as letras, pronuncie o que escreveu para mostrar que está completo e correto. A seguir, peça para as crianças pegarem a sua página de teste. Antes de lhes pedir que comecem, diga-lhes o nome de cada palavra nas figuras:

"Vaca, bala, fada, boneca, cobra."

Cálculo dos resultados

Cada palavra deve ser computada como correta ou como incorreta, chegando-se a um escore máximo de 5 pontos. Independentemente do teste como um todo, os resultados deste subteste podem ser recalculados para a análise da evolução da escrita das crianças. Para essa finalidade, a criança deve receber 1 ponto para cada som que seja representado corretamente, desde que a ordem esquerda para a direita não seja violada. Como exemplo, usamos a palavra *boneca*:

6 pontos: Todos os grafemas são representados corretamente. Ex.: boneca;

5 pontos: Cinco grafemas são representados corretamente. Um pode ser omitido ou substituído por outro. Ex.: buneca; bneca; bonca;

4 pontos: Quatro grafemas são representados corretamente. Dois podem ser omitidos ou substituídos por outros. Ex.: bnca; bunica; bonek;

3 pontos: Três grafemas são representados corretamente. Três podem ser omitidos ou substituídos por outros. Ex.: bnc; boc; bonk;

2 pontos: Dois grafemas são representados corretamente. Quatro podem ser omitidos ou substituídos por outros. Ex.: buek; bunaa;

1 ponto: Só um grafema é representado corretamente. Os outros podem ser omitidos ou substituídos por outros. Ex.: nule; a.

Quando computado dessa forma, o escore máximo de pontos nesse subteste é de 23. Os resultados das crianças devem ser retomados para identificar alguma que esteja significativamente atrasada em relação aos colegas, de forma que possa receber ajuda especial.

Representando fonemas com letras: página de demonstração do professor

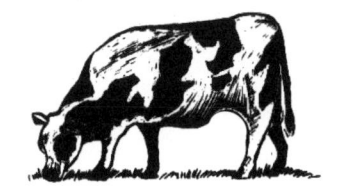

_____

Representando fonemas com letras: página de teste do aluno

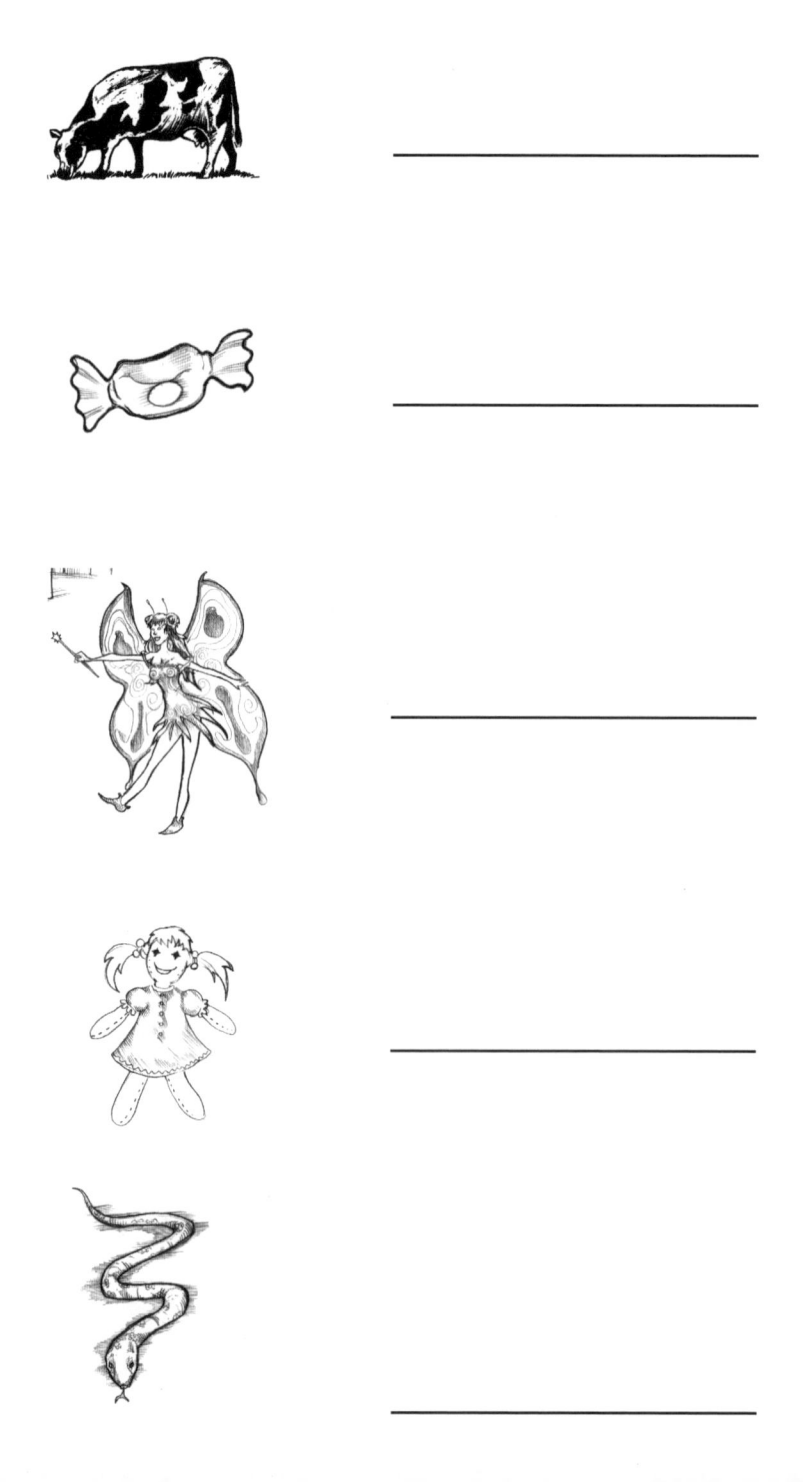

INTERPRETANDO OS RESULTADOS

Ao final de cada subteste são apresentadas instruções para cálculo dos resultados. Para avaliar as necessidades gerais de ajuda e de ensino de seus alunos, você deve determinar o resultado médio da turma para cada subteste.

Para determinar esse resultado médio para um subteste, some os resultados de cada criança que participou e divida a soma pelo total de crianças. Lembre-se que o escore máximo possível em cada subteste é de 5,0. Se o resultado médio de seus alunos em um dado subteste for menor do que 4,0, a parte correspondente do programa deve ser retomada. Se o resultado médio ficar abaixo de 3,0, a seção correspondente do programa deve receber atenção mais intensa. Além disso, encontre tempo para sentar-se com qualquer criança cujo resultado esteja 2 ou mais pontos abaixo da média da turma em qualquer um dos subtestes, para que possa descobrir se ela realmente precisa de mais atenção e prática.

REFERÊNCIAS

HATCHER, P.; HULME, C.; ELLIS, A.W. Ameliorating early reading failure by integrating the teaching of reading and phonological skills: The phonological linkage hypothesis. *Child Development*, v.65, p.41-57, 1994.

HEIEN, T.; LUNDBERG, I.; STANOVICH, K.E.; BJAALID, I.K. Components of phonological awareness. *Reading and Writing: An Interdisciplinary Journal*, v.7, p.171-188, 1995.

LUNDBERG, I.; FROST, J.; PETERSEN, O.P. Effects of an extensive program for stimulating phonological awareness in pre-school children. *Reading Research Quarterly*, v.33, p.263-284, 1988.

LUNDBERG, I.; OLOFSSON, A.; WALL, S. Reading and spelling skills in the first school years predicted from phonemic awareness skills in kindergarten. *Scandinavian Journal of Psychology*, v.21, p.159-173, 1980.

MUTER, V. Influence of phonological awareness and letter knowledge on beginning reading and spelling development. In: HULME, C.; SNOWLING, M. (eds.). *Reading development and dyslexia*. London: Colin Whurr, 1994. p.45-62.

TORGESEN, J.K. *Comprehensive test of phonological awareness*. Austin, TX: PRO-ED, 1997.

TORGESEN, J.K.; BRYANT, B. *Phonological awareness training for reading*. Austin, TX: PRO-ED, 1994.

WAGNER, R.K.; TORGESEN, J.K. *Comprehensive test of phonological processes in reading*. Austin, TX: PRO-ED, 1997.

TESTES EM PORTUGUÊS QUE AVALIAM A CONSCIÊNCIA FONOLÓGICA

CARVALHO, I.; ALVAREZ, A.M.; CAETANO, A. L. *Perfil de habilidades fonológicas*. São Paulo: Via Lettera, 1998.

MOOJEN, S.; LAMPRECHT, R.; SANTOS, R.; FREITAS, G.; BRODACZ, R.; SIQUEIRA, M.; COSTA, A.; GUARDA, E. *Consciência fonológica: Instrumento de avaliação seqüencial – CONFIAS*. Casa do Psicólogo, 2003.

SANTOS, M.T.M.; PEREIRA, L.D. Consciência fonológica. In: PEREIRA, L.D.; SCHOCHAT, E. (orgs.). *Processamento auditivo central: manual de avaliação*. São Paulo, SP: Lovise, 1997.

Avaliação

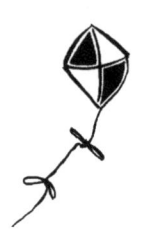

A

Símbolos fonéticos e classificação de consoantes e vogais no Português Brasileiro

TABELA 1 Lista de símbolos fonéticos
Alfabeto internacional de fonética – IPA (revisado em 1993, atualizado em 1996)

	Exemplo ortográfico	Transcrição fonética
a	asa	['aza]
e	medo	['medu]
ɛ	régua	['xɛgwa]
i	fita	['fita]
o	torrada	[to'xada]
ɔ	rosa	['xɔza]
u	fumaça	[fu'masa]
ɹ(y)	feijão	[feɹ'ʒɐ̃w]
w	aula	['awla]
p	pata	['pata]
b	bala	['bala]
t	tapa	['tapa]
d	data	['data]
k	capa	['kapa]
g	gata	['gata]
f	faca	['faka]
v	vaca	['vaka]
s	sapo	['sapu]
z	casa	['kaza]
ʃ(š)	chapéu	[ʃa'pɛw]
ʒ(ž)	já	['ʒa]
m	macaco	[ma'kaku]
n	nada	['nada]

(Continua)

TABELA 1 Lista de símbolos fonéticos (*continuação*)
Alfabeto internacional de fonética – IPA (revisado em 1993, atualizado em 1996)

	Exemplo ortográfico	Transcrição fonética
ɲ(ñ)	ba**nh**a	['bãɲa]
l	**l**ata	['lata]
ʎ	a**lh**o	['aʎu]
ɾ (r)	ba**r**ata	[ba'ɾata]
x	**r**ato	['xatu]
tʃ(š)	**t**ia	['tʃia]
dʒ(ǰ)	**d**ia	['dʒia]

( ) Os símbolos entre parênteses são do sistema de transcrição americana.
Fonte: Lamprecht, R.R.; Bonilha, G.F.G.; Freitas, G.C.M.; Matzenauer, C.L.B; Mezzomo, C.L.; Oliveira, C.C.; Ribas, L.P. *Aquisição fonológica do português.* Artmed, 2004.

TABELA 2 Consoantes do Português Brasileiro

		Bilabial	Labiodental	Alveolar	Palato-alveolar	Palatal	Velar
Plosivas ou	[-son]	p		t			k
Oclusivas	[+ son]	b		d			g
Fricativas	[-son]		f	s	ʃ		
	[+ son]		v	z	ʒ		
Africadas	[-son]				tʃ		
	[+ son]				dʒ		
Nasais		m		n		ɲ	
Líquidas							
Laterais				l		ʎ	
Não laterais				r			
Glides		w				y	w

TABELA 3 Sistema vocálico do Português

	Tônica		Pretônica		Postônica não final		Postônica final	
baixa	/a/	s[**a**]la	/a/	c[**a**]fé	/a/	pét[**a**]la	/a/	mal[**a**]
média baixa	/ɛ/	b[**ɛ**]la						
média alta	/e/	p[**e**]ra	/e/	p[**e**]dal	/e/	câm[**e**]ra		
alta	/i/	v[**i**]dro	/i/	p[**i**]lar	/i/	ót[**i**]mo	/i/	pot[**i**]
média baixa	/ɔ/	dod[**ɔ**]i						
média alta	/o/	b[**o**]lo	/o/	s[**o**]fá				
alta	/u/	s[**u**]co	/u/	br[**u**]tal	/u/	cél[**u**]la	/u/	corp[**u**]

Fonte: Lamprecht, R.R.; Bonilha, G.F.G.; Freitas, G.C.M.; Matzenauer, C.L.B; Mezzomo, C.L.; Oliveira, C.C.; Ribas, L.P. *Aquisição fonológica do português*. Artmed, 2004.

REFERÊNCIA

LAMPRECHT, R.R. et al. *Aquisição fonológica do português*. Porto Alegre: Artmed, 2004.

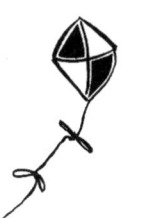

B

Sugestão de cronograma para a pré-escola

A seguir, uma sugestão de cronograma para desenvolver as atividades com sua turma de pré-escola. Por favor, lembre-se de que esta sequência é apenas uma sugestão. Entretanto, como as atividades são organizadas por grau de dificuldade, ao apresentá-las, a ordem sugerida deve ser mantida. Contudo, o ritmo dessa apresentação deve ser adaptado segundo as capacidades e necessidades de suas crianças. À medida que desenvolve cada atividade, você deve observar seus alunos com muita atenção, para determinar o nível de interesse e de compreensão de cada um. Mais do que isso, o cronograma sugerido reflete a metodologia tradicional de introduzir, praticar, ampliar e retomar uma atividade. Recomendamos que as atividades sejam repetidas frequentemente, mesmo que atividades novas estejam sendo oferecidas. Dessa forma, você atenderá às diferentes necessidades de suas crianças. Desde que você continue variando a atividade repetida e aumentando sua complexidade, mesmo as crianças mais avançadas continuarão a se sentir interessadas e desafiadas. Nesse meio tempo, você estará proporcionando prática e reforço extra aos que precisam.

Na pré-escola, as lições devem ser implementadas levando em conta a duração do programa (que deve ser de cerca de oito meses). Nas páginas 178 e 179, você encontrará uma planilha para reproduzir e usar no planejamento e no monitoramento das apresentações e retomadas das diferentes atividades. Desse modo, terá uma forma de verificação rápida da frequência com que cada atividade está sendo oferecida. Isso, associado ao monitoramento cotidiano dos alunos, deve orientá-lo sobre quando oferecer novas atividades e quando retomar ou modificar as antigas.

EXEMPLO DE ATIVIDADES PARA AS PRIMEIRAS QUATRO SEMANAS

| 1º Dia | 3A | Ouvindo sons |
| | 4A | Poesias, canções e versos |

2º Dia	3A	Ouvindo sons
	3B	Ouvindo sequências de sons
	4A	Poesias, canções e versos

3º Dia	3B	Ouvindo sequências de sons
	4A	Poesias, canções e versos
	4B	Histórias rimadas

4º Dia	3B	Ouvindo sequências de sons
	3C	Gato, mia
	4B	Histórias rimadas

5º Dia	4A	Poesias, canções e versos
	3B	Ouvindo sequências de sons
	3D	Escondendo o despertador

6º Dia	3D	Escondendo o despertador
	4A	Poesias, canções e versos
	3C	Gato, mia

7º Dia	3E	Quem diz o quê?
	4B	Histórias rimadas
	4C	Enfatizando a rima por meio do movimento

8º Dia	4B	Histórias rimadas
	3F	Sussurre seu nome
	4C	Enfatizando a rima por meio do movimento

9º Dia	4A	Poesias, canções e versos
	3C	Gato, mia
	3E	Quem diz o quê?

10º Dia	4A	Poesias, canções e versos
	3F	Sussurre seu nome
	3G	Sem sentido

11º Dia	3C	Gato, mia
	4B	Histórias rimadas
	4A	Poesias, canções e versos

12º Dia	3G	Sem sentido
	4B	Histórias rimadas
	4A	Poesias, canções e versos

13º Dia	3H	Telefone sem fio
	4B	Histórias rimadas
	4C	Enfatizando a rima por meio do movimento

14º Dia	3E	Quem diz o quê?
	3I	Você se lembra?
	4A	Poesias, canções e versos

15º Dia	4D	Rima de palavras
	3H	Telefone sem fio
	4B	Histórias rimadas
16º Dia	3F	Sussurre seu nome
	4A	Poesias, canções e versos
	3G	Sem sentido
17º Dia	4B	Histórias rimadas
	4C	Enfatizando a rima por meio do movimento
	3I	Você se lembra?
18º Dia	3F	Sussurre seu nome
	4B	Histórias rimadas
	4D	Rima de palavras
19º Dia	3G	Sem sentido
	4A	Poesias, canções e versos
	3C	Gato, mia
20º Dia	3I	Você se lembra?
	4D	Rima de palavras
	4A	Poesias, canções e versos

EXEMPLOS DE ATIVIDADES APÓS CERCA DE 10 SEMANAS DE TRABALHO

51º Dia	4B	Histórias rimadas
	5C	Ouvindo palavras em frases
	6A	Batendo palmas para os nomes
52º Dia	4A	Poesias, canções e versos
	3H	Telefone sem fio
	4E	Você sabe rimar?
53º Dia	4B	Histórias rimadas
	6A	Batendo palmas para os nomes
	4C	Enfatizando a rima por meio do movimento
54º Dia	4A	Poesias, canções e versos
	5C	Ouvindo palavras em frases
	4G	Rimas de ação
55º Dia	4A	Poesias, canções e versos
	5C	Ouvindo palavras em frases
	3I	Você se lembra?
56º Dia	4B	Histórias rimadas
	4F	Este navio está levando um (a) ...
	5D	Exercícios com palavras curtas e longas

57º Dia	4A	Poesias, canções e versos
	3G	Sem sentido
	6B	Pegue uma coisa da caixa
58º Dia	4B	Histórias rimadas
	6A	Batendo palmas para os nomes
	5D	Exercícios com palavras curtas e longas
59º Dia	4A	Poesias, canções e versos
	4G	Rimas de ação
	6C	O sucessor do rei (ou da rainha)
60º Dia	4B	Histórias rimadas
	3I	Você se lembra?
	5D	Exercícios com palavras curtas e longas

EXEMPLOS DE ATIVIDADES APÓS CERCA DE 18 SEMANAS DE TRABALHO

91º Dia	4H	O livro de rimas
	3G	Sem sentido
	5C	Ouvindo palavras em frases
92º Dia	4B	Histórias rimadas
	6A	Batendo palmas para os nomes
	7E	Pares de palavras I: exclua um fonema (análise)
93º Dia	7E	Pares de palavras I: exclua um fonema (análise)
	6D	Escutar primeiro, olhar depois
	5D	Exercícios com palavras curtas e longas
94º Dia	4B	Histórias rimadas
	5E	Palavras em contexto e fora de contexto
	7F	Pares de palavras II: acrescente um fonema (síntese)
95º Dia	7F	Pares de palavras II: acrescente um fonema (síntese)
	4H	O livro de rimas
	3I	Você se lembra?
96º Dia	4H	O livro de rimas
	7C	Encontrando coisas: fonemas iniciais
	7E	Pares de palavras I: exclua um fonema (análise)
	7F	Pares de palavras II: acrescente um fonema (síntese)
97º Dia	7D	Estou pensando em uma coisa
	6B	Pegue uma coisa da caixa
	5C	Ouvindo palavras em frases
98º Dia	4H	O livro de rimas
	7F	Pares de palavras II: acrescente um fonema (síntese)
	3H	Telefone sem fio

99º Dia	4B	Histórias rimadas
	5E	Palavras em contexto e fora de contexto
	4G	Rimas de ação
100º Dia	4H	O livro de rimas
	7D	Estou pensando em uma coisa
	7G	Palavras diferentes, mesmo fonema final

EXEMPLOS DE ATIVIDADES APÓS CERCA DE 26 SEMANAS DE TRABALHO

131º Dia	8A	Palavras básicas de dois fonemas
	4E	Você sabe rimar?
132º Dia	8A	Palavras básicas de dois fonemas
	8B	Palavras básicas de três fonemas
	7D	Estou pensando em uma coisa
133º Dia	8B	Palavras básicas de três fonemas
	7G	Palavras diferentes, mesmo fonema final
	4A	Poesia, canções e versos
134º Dia	7F	Pares de palavras II: acrescente um fonema (síntese)
	8B	Palavras básicas de três fonemas
	4E	Você sabe rimar?
135º Dia	7D	Estou pensando em uma coisa
	8C	Encontros consonantais: acrescentando e excluindo fonemas iniciais
	6A	Batendo palmas para os nomes
136º Dia	8C	Encontros consonantais: acrescentando e excluindo fonemas iniciais
	8D	Encontros consonantais: acrescentando e excluindo o segundo membro do encontro
	4G	Rimas de ação
137º Dia	6B	Pegue uma coisa da caixa
	8B	Palavras básicas de três fonemas
	7H	Encontrando coisa: fonemas finais
138º Dia	7F	Pares de palavras II: acrescente um fonema (síntese)
	8B	Palavras básicas de três fonemas
	4B	Histórias rimadas
139º Dia	8C	Encontros consonantais: acrescentando e excluindo fonemas iniciais
	8D	Encontros consonantais: acrescentando e excluindo o segundo membro do encontro
	7C	Encontrando coisas: fonemas iniciais
140º Dia	8B	Palavras básicas de três fonemas
	7I	A teia de aranha

Planilha: Pré-escola

Mês: _____

Mês: _____

Datas:

Jogos de escuta
3A Ouvindo sons
3B Ouvindo sequências de sons
3C Gato, mia
3D Escondendo o despertador
3E Quem diz o quê?
3F Sussurre seu nome
3G Sem sentido
3H Telefone sem fio
3I Você se lembra?

Jogos com rimas
4A Poesias, canções e versos
4B Histórias rimadas
4C Enfatizando a rima por meio do movimento
4D Rima de palavras
4E Você sabe rimar?
4F Este navio está levando um (a)....
4G Rimas de ação
4H O livro de rimas

Consciência das palavras e frases
5A Introduzindo a noção de frases
5B Introduzindo a noção de palavras
5C Ouvindo palavras em frases
5D Exercícios com palavras curtas e longas
5E Palavras em contexto e fora de contexto

Consciência silábica
6A Batendo palmas para os nomes
6B Pegue uma coisa da caixa
6C O sucessor do rei (ou da rainha)
6D Escutar primeiro, olhar depois
6E Papo de Ogro I: sílabas

Introduzindo fonemas iniciais e finais
7A Adivinhe quem é
7B Palavras diferentes, mesmo fonema inicial
7C Encontrando coisas: fonemas iniciais
7D Estou pensando em uma coisa
7E Pares de palavras I: exclua um fonema (análise)
7F Pares de palavras II: acrescente um fonema (síntese)
7G Palavras diferentes, mesmo fonema final
7H Encontrando coisas: fonemas finais
7I A teia de aranha

Consciência fonêmica
8A Palavras básicas de dois fonemas
8B Palavras básicas de três fonemas
8C Encontros consonantais: acrescentando e excluindo fonemas iniciais
8D Encontros consonantais: acrescentando e excluindo o segundo membro do encontro
8E Construindo palavras de quatro fonemas
8F Adivinhe qual é a palavra
8G Papo de Ogro II: fonemas

Introduzindo as letras e a escrita
9A Adivinhe quem é: introduzindo fonemas e letras
9B Nomes de figuras: fonemas e letras iniciais
9C Estou pensando numa coisa: fonemas e letras iniciais
9D Nomes de figuras: fonemas e letras finais
9E Procurando figuras: consoantes iniciais ou finais
9F Introduzindo a forma como as palavras são escritas: acrescente uma letra
9G Troque uma letra
9H Pronunciando palavras

Consciência fonológica em crianças pequenas, 2006, Artmed.

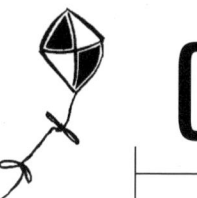

C

Sugestão de cronograma para a primeira série

O cronograma a seguir é apenas uma sugestão de como planejar as atividades. Na primeira série, o programa é implementado de forma muito semelhante à da pré-escola, exceto pelo fato de que o ritmo é muito mais rápido e as atividades são introduzidas de forma mais acelerada. Assim como na pré-escola, você irá introduzir, praticar, ampliar e retomar as atividades. Contudo, não com tanta frequência, nem por tanto tempo. O tempo que você gastará nas primeiras atividades de escuta e de rimas e nos conceitos de palavras e frases dependerá das necessidades de desenvolvimento das crianças em sua turma.

Assim como no cronograma da pré-escola, essas atividades devem ser implementadas diariamente, por cerca de 15 minutos, em uma hora fixa e preestabelecida do dia. Para o uso na sala de aula de primeira série, contudo, o programa pode ser reduzido a cerca de oito semanas em lugar de oito meses. Dependendo dos níveis iniciais e do avanço dos seus alunos, no entanto, pode ser necessário mais tempo. De qualquer forma, certifique-se de que seus alunos tenham estabelecido uma consciência fonêmica forte antes de avançar com eles para a instrução formal de leitura e de fônica. Trabalhando de outra forma, você não estará economizando tempo.

Para a maioria dos alunos de primeira série, você pode abreviar os jogos de escuta e avançar, sem demora, para o trabalho com rimas, versos e poesia. Se as crianças já tiverem trabalhado com um determinado tipo de livro de rima e poesia na pré-escola, pode ser interessante começar por estes. O uso de textos conhecidos permite que as crianças concentrem-se na própria atividade. Seja qual for o foco, escolha os jogos que forem mais adequados às crianças, mas sinta-se livre para ampliá-los e torná-los mais complexos, se necessário. Entretanto, você deve ater-se à sequência geral de atividades.

1º dia	3B	Ouvindo sequências de sons
	3H	Telefone sem fio
	4C	Enfatizando a rima por meio do movimento

2º dia	4A	Poesias, canções e versos
	3I	Você se lembra?
	4D	Rima de palavras
3º dia	4B	Histórias rimadas
	5A	Introduzindo a ideia de frases
	3G	Sem sentido
4º dia	5A	Introduzindo a ideia de frases
	4A	Poesia, canções e versos
	3I	Você se lembra?
5º dia	4B	Histórias rimadas
	4E	Você sabe rimar?
	5A	Introduzindo a noção de frases
6º dia	5B	Introduzindo a noção de palavras
	3G	Sem sentido
	4F	Este navio está levando um(a) ...
7º dia	5B	Introduzindo a noção de palavras
	4B	Histórias rimadas
	4G	Rimas de ação
8º dia	5C	Ouvindo palavras em frases
	3H	Telefone sem fio
	4H	O livro de rimas
9º dia	5C	Ouvindo palavras em frases
	4H	O livro de rimas
	4C	Enfatizando a rima por meio do movimento
10º dia	5D	Exercícios com palavras curtas e longas
	5E	Palavras em contexto e fora de contexto
	4B	Histórias rimadas
11º dia	5D	Exercícios com palavras curtas e longas
	4H	O livro de rimas
	6A	Batendo palmas para os nomes
12º dia	6A	Batendo palmas para os nomes
	5E	Palavras em contexto e fora de contexto
	6B	Pegue uma coisa da caixa
13º dia	6B	Pegue uma coisa da caixa
	4B	Histórias rimadas
	5C	Ouvindo palavras em frases
14º dia	6D	Escutar primeiro, olhar depois
	3G	Sem sentido
	4H	O livro de rimas
15º dia	6D	Escutar primeiro, olhar depois
	4F	Este navio está levando um(a)...
	7A	Adivinhe quem é

Planilha: Primeira série

Semana: ___ Semana: ___ Semana: ___ Semana: ___ Semana: ___ Semana: ___ Semana: ___ Semana: ___ Semana: ___

Jogos de escuta

3A Ouvindo sons
3B Ouvindo sequências de sons
3C Gato, mia
3D Escondendo o despertador
3E Quem diz o quê?
3F Sussurre seu nome
3G Sem sentido
3H Telefone sem fio
3I Você se lembra?

Jogos com rimas

4A Poesias, canções e versos
4B Histórias rimadas
4C Enfatizando a rima por meio do movimento
4D Rima de palavras
4E Você sabe rimar?
4F Este navio está levando um (a)...
4G Rimas de ação
4H O livro de rimas

Consciência das palavras e frases

5A Introduzindo a noção de frases
5B Introduzindo a noção de palavras
5C Ouvindo palavras em frases
5D Exercícios com palavras curtas e longas
5E Palavras em contexto e fora de contexto

Consciência silábica

6A Batendo palmas para os nomes
6B Pegue uma coisa da caixa
6C O sucessor do rei (ou da rainha)
6D Escutar primeiro, olhar depois
6E Papo de Ogro I: sílabas

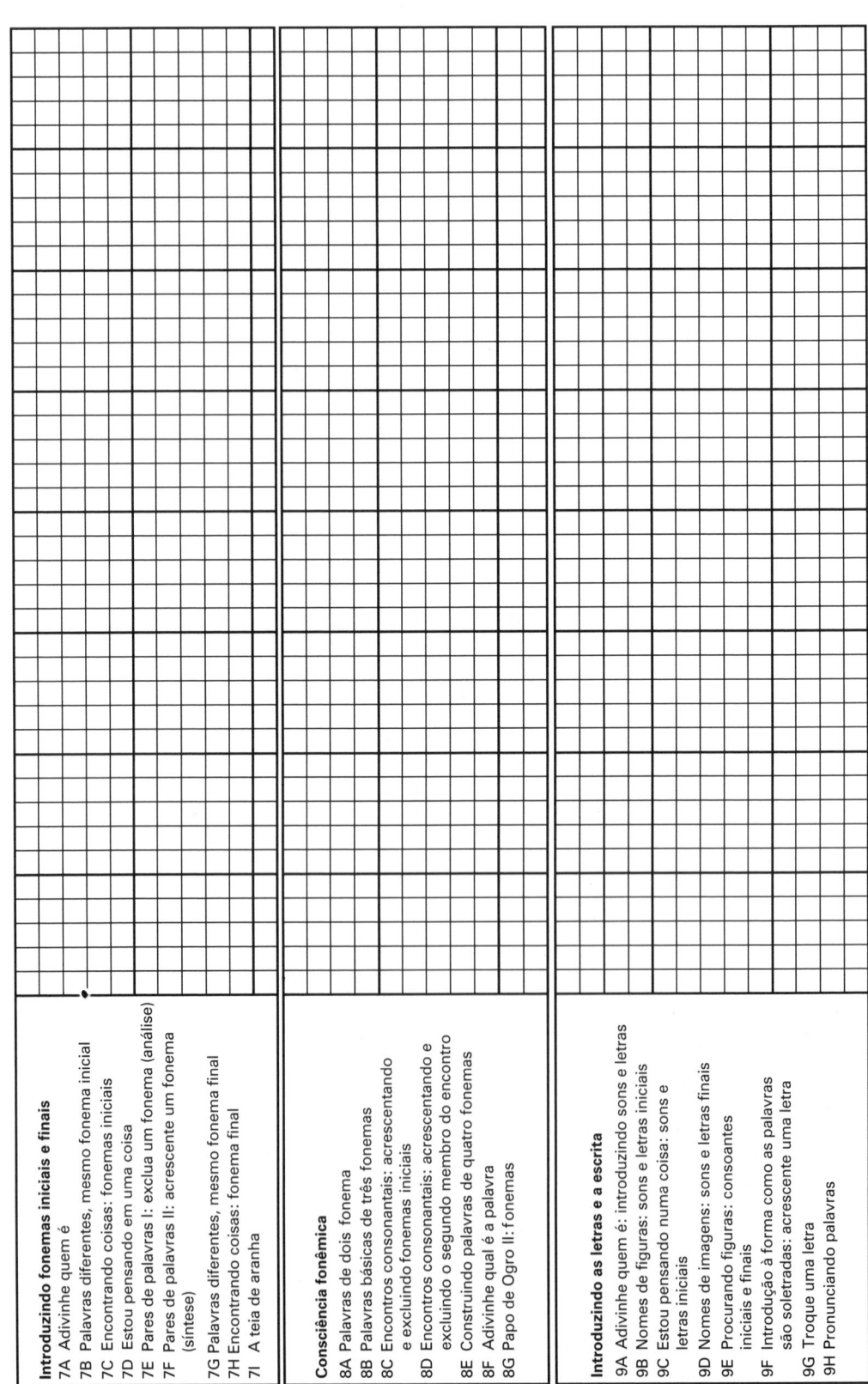

Introduzindo fonemas iniciais e finais

7A Adivinhe quem é
7B Palavras diferentes, mesmo fonema inicial
7C Encontrando coisas: fonemas iniciais
7D Estou pensando em uma coisa
7E Pares de palavras I: exclua um fonema (análise)
7F Pares de palavras II: acrescente um fonema (síntese)
7G Palavras diferentes, mesmo fonema final
7H Encontrando coisas: fonema final
7I A teia de aranha

Consciência fonêmica

8A Palavras de dois fonema
8B Palavras básicas de três fonemas
8C Encontros consonantais: acrescentando e excluindo fonemas iniciais
8D Encontros consonantais: acrescentando e excluindo o segundo membro do encontro
8E Construindo palavras de quatro fonemas
8F Adivinhe qual é a palavra
8G Papo de Ogro II: fonemas

Introduzindo as letras e a escrita

9A Adivinhe quem é: introduzindo sons e letras
9B Nomes de figuras: sons e letras iniciais
9C Estou pensando numa coisa: sons e letras iniciais
9D Nomes de imagens: sons e letras finais
9E Procurando figuras: consoantes iniciais e finais
9F Introdução à forma como as palavras são soletradas: acrescente uma letra
9G Troque uma letra
9H Pronunciando palavras

Consciência fonológica em crianças pequenas, Artmed, 2006.

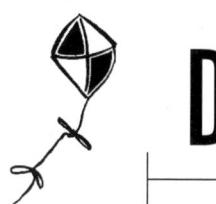

D

Materiais e recursos de apoio

Antes de dar início a este programa com seus alunos, recomendamos que você reúna os seguintes materiais para sua sala de aula. A maioria deles é fácil de produzir por conta própria, e muitos estão disponíveis em diversos lugares. Para sua conveniência, oferecemos uma lista de empresas das quais esses materiais podem ser adquiridos.*

ITENS ESPECIALIZADOS NECESSÁRIOS PARA IMPLEMENTAR AS ATIVIDADES

- ☐ Adesivos do Quadro Fonêmico – 50 figuras autoadesivas do Quadro Fonêmico (Pró-Fono Produtos Especializados).
- ☐ Álbum de 168 figuras selecionadas por fonemas (Pró-Fono Produtos Especializados).
- ☐ Carimbo das boquinhas Pró-Fono (Pró-Fono Produtos Especializados).
- ☐ Cartões com frases.
- ☐ Cartões com imagens de ação: Action Picture Words cards (Frank Schaffer Publications, Inc.).
- ☐ Cartões com imagens que rimam.
- ☐ Cartões para iniciantes: Beginning sound cards (Media Materials) ou Easy Consonants/ Vowels Cards (Frank Schaffer Publications, Inc.).
- ☐ Conjunto de animais da fazenda, de brinquedo.
- ☐ Conjunto de animais do zoológico, de brinquedo.
- ☐ Coroas de papel.
- ☐ Fita cassete com sons de animais (Living e Learning, McGraw Hill Children's Publishing). No site http://www.animalshow.hpg.ig.com.br/som.htm é possível acessar o som de vários animais. O Zoo Divertido Little People® da Fischer-Price também oferece o som de alguns animais.
- ☐ Jogos com trilhas sonoras: Soundtracks (Living e Learning, McGraw Hill Children's Publishing).
- ☐ Manual do programa (Artmed).
- ☐ Saco de grãos.
- ☐ Sacos de papel.

---

*N. de R.T. Mantivemos a listagem do livro original. Algumas empresas brasileiras foram acrescentadas.

ITENS GERALMENTE DISPONÍVEIS EM SALAS DE AULA DE PRÉ-ESCOLA/PRIMEIRA SÉRIE OU NAS SÉRIES INICIAIS, NECESSÁRIOS PARA IMPLEMENTAR AS ATIVIDADES

☐ Aparelho de som.
☐ Blocos, fichas ou cubos de montar para servir de contadores.
☐ Cartões com letras ou letras magnéticas.
☐ Livros de rimas infantis (sugestões no Anexo F).
☐ Pequenos objetos domésticos (como caixas, rolo de barbante, despertador, cronômetro).
☐ Quadro magnético.

MATERIAIS OPCIONAIS

☐ Alphabet sound teaching tubs (Lakeshore Learning Store). São 24 caixinhas. Em cada uma há a letra e vários objetos que começam com essa letra. Por exemplo, na caixinha A tem um avião, uma árvore de brinquedo, etc.
☐ Cartazes com rimas infantis ou conjuntos de pequenas tabelas.
☐ Espelhinhos para que as crianças observem os movimentos articulatórios ao produzirem cada som.

RECURSOS

Creative Teaching Press
10701 Holder Street
Cypress, CA 90630-6017
714-995-7888

Frank Schaffer Publications, Inc.
23740 Hawthorne Boulevard
Torrance, CA 90505
310-378-1133

Lakeshore Learning Store
4050 Thousand Oaks Boulevard
West Lake Village, CA 91362
805-374-6774

McGraw Hill Children's Publishing
8787 Orion Place
Columbus, OH 43240
1-800-417-3261

Paul H. Brookes Publishing Co
Post Office Box 10624
Baltimore, MD 21285-0624
410-337-9580

World Class Learning Materials,
também chamado Learning Well
111 Kane Street
Baltimore, MD 21224
410-633-0730

RECURSOS NO BRASIL

Carimbras Indústria e Comércio de Brinquedos Ltda.
Rua Goio-Ere, 01 – Vila Santana
84026-290, Ponta Grossa, PR
Fone/Fax: (55) 423222-7077
Email: carimbras@carimbras.com.br
www.carimbras.com.br

Pró-Fono Produtos Especializados
Rua Gêmeos, 22
Alphaville – Conde 1
06473-020, Barueri, SP
www.profono.com.br

Outros:

www.xalingo.com.br
www.casadofonoaudiologo.com.br
www.toymania.com.br

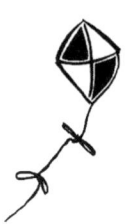

E

Jogos de linguagem avançados

Os jogos a seguir podem ser adequados para crianças menores, que tenham completado o programa original e estejam buscando atividades mais desafiadoras, ou para as mais velhas, na educação especial, que tenham dominado as atividades originais na pré-escola, mas continuem precisando de instrução explícita em consciência fonológica para facilitar seu avanço na leitura e na escrita. Embora a maioria dos jogos seja de ampliações dos jogos originais, há alguns novos. As atividades tratam de sílabas; de fonemas iniciais/finais; e da segmentação de palavras em fonemas iniciais, mediais e finais.

BOLA DE SÍLABAS

Este jogo tem o mesmo formato de *Este navio está levando um (a)...*, exceto pelo fato de que você pronuncia uma palavra sílaba por sílaba, e a criança responde com a síntese da palavra. Por exemplo, diga *te-le-fo-ne*, enunciando as sílabas em intervalos de meio segundo, e atire uma bola ou um saco de grãos para uma criança. A criança pega a bola e responde com *telefone*, enquanto atira a bola de volta para você.

Lembre-se de pronunciar as sílabas como faria na fala cotidiana, sem se preocupar com a ortografia. Por exemplo, diga *pa-ssa-ri-nho* embora na escrita ortográfica a divisão seja *pas-sa-ri-nho*. Cada uma das palavras sugeridas tem entre quatro e sete sílabas. O objetivo deste jogo é ajudar as crianças a entender a natureza das sílabas e a distingui-las conceitualmente das palavras. Use palavras longas desde que sejam conhecidas. Entre as sugestões de palavras, estão as seguintes:

bi-ci-cle-ta	e-le-va-dor	lo-co-mo-ti-va
bor-bo-le-ta	fe-ve-rei-ro	ma-te-má-ti-ca
ca-len-dá-ri-o	ge-la-dei-ra	pa-pe-la-ri-a
com-pu-ta-dor	hi-po-pó-ta-mo	pa-ssa-ri-nho
cro-co-di-lo	i-lus-tra-dor	sa-bo-ne-te
cho-co-la-te	im-por-tan-te	su-per-mer-ca-do
e-le-tri-ci-da-de	in-te-li-gen-te	te-le-vi-são

Desafios:

ca-lei-dos-có-pi-o
or-ni-to-rrin-co
pa-ra-le-le-pí-pe-do
per-so-na-li-da-de

FONEMAS INICIAIS/FINAIS: HISTÓRIAS ESTRANHAS

Histórias aliteradas proporcionam uma forma maravilhosa de intro-duzir e de reforçar os fonemas iniciais das palavras. Quando ler em voz alta, exagere o som inicial e faça com que as crianças repitam muitas das palavras aliteradas com você. À medida que as crianças vão ficando à von-tade para ouvir os sons iniciais, convide-as a compor suas próprias histó-rias aliteradas com você. Uma possível variação é pedir a elas para compor histórias que contenham seus próprios nomes. Alguns exemplos:

1. O rato roeu a roupa do rei de Roma.
2. O pinto pia, a pipa pinga. Pinga pipa, o pinto pia. Pinto pia, pipa pinga. Quanto mais o pinto pia mais a pipa pinga.
3. A mola da mala da Malu mela no morro.
4. O tempo perguntou pro tempo quanto tempo o tempo tem. O tempo respondeu pro tempo que o tempo tem tanto tempo quanto tempo o tempo tem.
5. Se o Pedro é preto, o peito do Pedro é preto e o peito do pé do Pedro é preto.

ENCONTROS CONSONANTAIS INICIAIS

Este jogo também é praticado de forma muito semelhante a *Este navio está levando um(a)...*, exceto pelo fato de que usa encontros consonantais iniciais. Os encontros são difíceis de separar em fonemas para a maioria dos jovens leitores, e as crianças da educação especial podem precisar de ajuda especial. Faça as crianças sentarem-se em círculo. Jogue uma bola ou um saco de grãos para uma delas, dizendo: "Este navio está levando uma [f]-[f]-[f]-[l]or", espichando o som inicial e articulando de forma muito clara o *l* em *-lor*. A criança pega a bola e oferece uma nova palavra com o mesmo encontro inicial; por exemplo, "Este navio está levando uma [f]-[f]-[f]-[l]-[l]-[l]auta". Ajude a criança que estiver com dificuldades.

Depois de jogar algumas vezes, mude para outro grupo de consoan-tes. Uma sugestão de lista de palavras com encontros consonantais iniciais é dada a seguir:*

---

*N. de R.T. Comece pelos encontros que iniciam com fricativas (*fr, fl, vr*), pois são mais fáceis de produzir isoladamente.

fl

flauta	flecha	(sorvete de) flocos	floresta

fr

fralda	framboesa	(pão) francês	frango
freira	(carne) fresca		

Desafio:

Blusa	Planta
Blusão	Placa
Brinco	Prato
Brinquedo	Prego
Criança	Presunto
Cruz	

EU QUERO*

Este jogo ensina as crianças a escutar prestando atenção nos sons finais e iniciais. Diga, por exemplo, "Eu quero um *lápis*" enquanto joga uma bola ou um saco de grãos a uma criança. A criança deve responder dizendo algo, à sua escolha, que comece com o mesmo som que encerrou a palavra anterior: "Eu quero uma *sacola*". A criança joga a bola à outra, que deve encontrar uma palavra que comece com o som com o qual a palavra anterior terminou. Neste exemplo, a criança deve encontrar uma nova palavra que comece com /a/. Por exemplo, *anel*.

SEGMENTANDO PALAVRAS EM FONEMAS INICIAIS, MEDIAIS E FINAIS: PALAVRAS DE QUATRO A SETE SONS

Este jogo é semelhantes aos jogos originais com palavras de dois, três e quatro sons, encontrados nas páginas 87 a 114, exceto pelo fato de que as palavras contêm encontros consonantais e, assim, são muito mais difíceis do que as palavras das atividades originais, como fica claro nas atividades com encontros consonantais às páginas 112 a 117. Entre os exemplos de palavras, estão:

blusão	fruta
Brasil	placa
cabrito	prego
cruz	sombrinha
flauta	trator
flor	três
floresta	

---

*Essa atividade pode ser jogada com vogais por serem mais fáceis. Por exemplo: *Eu quero um avião*. A outra criança: *abelha, água*.

Muitas das palavras listadas em Encontros consonantais: acrescentando e excluindo fonemas iniciais, nas página 112, bem como as listadas nos jogos de Pares de Palavras originais (páginas 94 e 96) também podem ser usadas para esta atividade.

SEGMENTAÇÃO DE RIMAS USANDO FIGURAS

Coloque as crianças sentadas em círculo. A seguir, pegue uma figura e dê a uma delas. A criança com a figura deve dizer o que está representado, articulando cada som individual na palavra, e pensar em uma palavra que rime com ela. Por exemplo, para a figura de uma *mala*, a criança deve dizer [m][a][l][a]...[f][a][l][a]. Lembre-se de que, para essas atividades, o importante é o som, e não a ortografia.

Observação: Muitas crianças irão querer segmentar a palavra em início/rima, em lugar de fonemas separados. Por exemplo, mala–fala torna-se [m]–ala...[f]–ala no nível de início/rima. Elogie essas respostas e avance, para demonstrar como as palavras que rimam podem ser desmembradas ainda mais em fonemas.

ADIVINHE QUAL É A PALAVRA

Escolha várias figuras que representem muitos sons diferentes, e então coloque as crianças sentadas em círculo. As figuras escolhidas dependerão do nível de adiantamento da turma (quanto mais avançada estiver, mais sons as palavras representadas nas figuras podem conter). A seguir, escolha uma figura "secreta" e a dê para uma das crianças, dizendo-lhe que espie, mas que não deixe que mais ninguém a veja. A seguir, peça que a criança diga em voz alta todos os fones da palavra na figura, com pausas claras entre eles. As outras crianças devem agora descobrir qual é a figura. *Observação*: uma demonstração cuidadosa da atividade é importante para que as crianças sejam capazes de compreender o que se espera.

PAPO DE OGRO III: FONEMAS E ENCONTROS CONSONANTAIS

Este jogo é muito semelhante a Papo de Ogro I e II (nas páginas 85 e 121), mas com palavras mais complexas; por exemplo, com encontros consonantais.

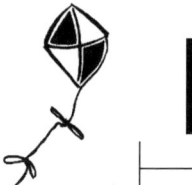

F

Referências

LIVRINHOS QUE APRESENTAM AS LETRAS

BOSETTI, E.; GOULFIER, S. *As letras: quadrinhas dos Filopatas*. 3.ed. São Paulo: Editora Scipione, 1996.

LAGO, Â. *ABC doido*. Editora Melhoramentos, 1999.

MEIRELES, C.; CASTRO, J. *A festa das letras*. 8. reimp. Rio de Janeiro: Nova Fronteira, 1996.

PAES, J.; FARKAS, K. *Uma letra puxa a outra*. São Paulo: Companhia das Letrinhas, 1992.

QUINTANA, M. *O batalhão das letras*. 7. ed. São Paulo: Globo, 2001.

LIVROS DE POESIA INFANTIS

AGUIAR, V. (Coord.). *Poesia fora da estante*. 3. ed. Porto Alegre: Editora Projeto, 1997.

_____ . *Poesia fora da estante*. Porto Alegre: Editora Projeto, 2002. v. 2.

AUBAULT, C. *Rima pra cá, rima pra lá*. Cia. das Letrinhas, 2002

AZEVEDO, R. *A casa do meu avô*. Editora Ática, 1998.

_____ . *Dezenove poemas desengonçados*. Editora Ática, 2000.

BARAÚNA, O. *Poesia pela cidadania*. Editora Scipione, 2004. (Coleção Dó-ré-mi-fá.)

BELÉM, V. *História da história e outras poesias*. Editora IBEP, 2005.

_____ . *Tudo em cores e outras poesias*. Editora IBEP, 2005.

BELINKI, T. *Um caldeirão de poemas*. Cia. das Letrinhas, 2003.

BENTANCUR, P. *As rimas de Rita*. Editora Bertrand Brasil, 2005.

CAMARGO, D. *Bamboletras*. Editora Projeto, 1999.

_____ . *Vampiro Argemiro*. Editora Projeto, 2001.

CAPPARELLI, S. *A árvore que dava sorvete*. Editora Projeto, 1999.

_____ . *111 poemas para crianças*. L&PM Editores, 2003.

CARDIAS, J. *Ninho de poesia*. Editora Melhoramentos, 1991.

CORREIA, A. *Meu poema abana o rabo*. Editora Biruta, 2004.

_____ . *Poemas malandrinhos*. 2. ed. Atual Editora, 1992.

_____ . *Poemas sapecas, rimas traquinas*. Editora Formato, 1997.

CUNHA, L. *Poemas avoados*. Editora Saraiva, 2004.

_____ . *Poemas lambuzados*. Editora Saraiva, 2003.

FÓZ, D. *Vamos navegar na poesia*. Difusão Cultural do Livro (DCL), 2003.

JOSÉ, E. *A poesia pede passagem*. Paulus Editora, 2003.

_____ . *Boneco maluco e outras brincadeiras*. Porto Alegre: Editora Projeto, 1999.

_____ . *O que se vê no ABCE*. Editora Paulus, 2004.

KALUNGA. *O primeiro namorado*. 2. ed, São Paulo: EDICON, 1986.

LALAU. *Bem brasileirinhos*. Editora Cosac & Naify, 2005.

_____ . *Bem-te-vi e outras poesias*. Cia. das letrinhas, 1994.

_____ . *Brasileirinhos*. Editora Cosac & Naify, 2001

_____ . *Fora da gaiola e outras poesias*. Cia. das letrinhas, 1995.

_____ . *Girassóis e outras poesias*. Cia. das letrinhas, 1995.

_____ . *Mais brasileirinhos*. Editora Cosac & Naify, 2003.

_____ . *Os novos brasileirinhos*. Editora Cosac & Naify, 2002.

_____ . *Qual é que é*. Editora Cosac & Naify, 2004.

_____ . *Uma cor, duas cores, todas elas*. Cia. das letrinhas, 1997.

LARRANAGA, A.M. *Adivinhe o que...! – Um livro de rimas*. ABCPress, 2002.

LIMA, R. *Cambalhota*. Cia. das Letrinhas, 2003.

_____ . *De cabeça para baixo*. Cia. das Letrinhas, 2000.

LISBOA, H. *O menino poeta*. Porto Alegre: Mercado Aberto, 1984.

MARQUES, F. *A biblioteca dos bichos*. Editora Formato, 1995.

MORAES, V. *A arca de noé*. 18.ed. Cia. das letrinhas, 1991.

_____ . *O poeta aprendiz*. Cia. das letrinhas, 2003.

NORONHA, T. *Para pintar o 7*. Belo Horizonte: Formato Editorial, 1995.

ORTHOF, S. *A poesia e uma pulga*. Atual Editora, 7. ed. 1997.

PAES, J.P. *Lê com crê*. 5.ed. Editora Ática, 1996.

_____ . *Poemas para brincar*. 10.ed. Editora Ática, 1996.

PIMENTEL, L. *Cantigas de ninar homem – poemas sobre meninos e bichos*. Bertrand Brasil, 2005.

PUEBLA, T. *Antologia de poesia brasileira para crianças*. Editora Girassol, 2002.

RÖSLER, M.; KALUNGA. *Trem de carretel*. Editora Vozes, 1991.

SILVESTRIN, R. *O baú do gogó*. Porto Alegre: Sulina, 1988.

SOUZA, G. *Astro Lábio*. Porto Alegre: Editora Projeto, 1998.

_____ . *Saco de mafagafos*. Porto Alegre: Editora Projeto, 1997.

URBIM, C. *Saco de brinquedos*. Porto Alegre: Editora Projeto, 1997.

VARGAS, S. *Doce de casa*. 3.ed. Editora José Olympio, 2003.

_____ . *Poemas cochichados*. 4.ed. Editora José Olympio, 2003.

PARLENDAS, TRAVA-LÍNGUAS, CANTIGAS

ALBISSÚ, N. *Parlendas da Charalina*. São Paulo: Editora Paulinas, 1996.

ALMEIDA, T. *Quem canta seus males espanta* . Editora Caramelo, 1998.

_____ . *Quem canta seus males espanta 2*. Editora Caramelo, 2000.

CAMANHO, S. *Brinque-Book Canta e dança*. Editora Brinque-Book, 1990. v.2.

CARROLL, L. (trad. José Paes). *Rima do País das maravilhas*. 5. ed. 2000.

FURNARI, E. *Travadinhas*. 11.ed. Moderna Editora, 2004.

JOSÉ, E. *Quem lê com pressa, tropeça*. Editora Lê, 1992.

LIMA, G. *Canta e dança*. Editora Brinque-Book, 2003.

MACHADO, A.M. *O tesouro das cantigas para crianças*. Editora Nova Fronteira, 2001.

MORAES, V. de. *O pato*. Editora Nacional, 2004.

PAES, J. *Vejam como eu sei escrever*. Editora Ática, 2001.

PAIXÃO, F. *Poesia a gente inventa*. 7.ed. Editora Ática, 2000.

PINTO, C. (Ciça). *O livro do enrola-língua*. Nova Fronteira, 2001.

_____ . *O livro do nó na língua*. Nova Fronteira, 2001.

PINTO, C. (Ciça); ZIRALDO. *Quebra-língua*. Nova Fronteira, 1998.

_____ . *Travatrovas*. Nova Fronteira, 1993.

PRIETO, H. *O jogo da parlenda*. Cia. das Letrinhas, 2005.

SILVA, S. *Ciranda de cantigas*. Editora Ciranda Cultural, 2002.

_____ . *Coleção Ciranda de cantigas*. Editora Ciranda Cultural, 2004.

TAVARES, U. *Quem é ela?* Noovha América Editora, 2005.

TAPAJOZ, P. *Brinque-Book Canta e dança*. Editora Brinque-Book, 1994. v.2.

VÁRIOS AUTORES. *Histórias, quadrinhas e canções com bichos*. Cia. das Letrinhas, 2004.

VASQUES, M. *Duas dezenas de trava-línguas*. Noovha América Editora, 2004.

ZÉLIO; PINTO, C. (Ciça). *O livro do trava-língua*. Nova Fronteira, 1986.

HISTÓRIAS RIMADAS

BELINKY, T. *A alegre vovó Guida que é um bocado distraída*. Editora do Brasil S/A, 1998.

CHAMLIAN, R. *O desgosto da lagosta*. Editora Ática, 1993.

COELHO, R. *Amanhecer na roça*. 5.ed. Editora Lê, 1992.

_____ . *Pedrinha no sapato*. 9.ed. Editora Lê, 1994.

DOMINGUEZ, M. *A fazenda bem-te-vi*. Editora do Brasil S/A, 1993.

_____ . *Minhoca Filomena*. Editora do Brasil S/A, 1993.

_____ . *O pintinho adotivo*. Editora do Brasil S/A, 1993.

DR. SEUSS. *O gatola da cartola* . Cia. das Letrinhas, 2000.

_____ . *Tonho choca o ovo*. Cia. das Letrinhas, 2001.

_____ . *Ah tudo que você pode pensar*. Cia. das Letrinhas, 2005.

FURNARI, E. *Assim e assado*. 2.ed. Moderna Editora, 2004.

_____ . *Você troca?* 2.ed. Moderna Editora, 1991.

_____ . *Não confunda*. 2.ed. Moderna Editora, 2002.

GÓES, L. *A patota da pipoca*. Editora do Brasil S/A, 1996.

JOLY, F.; ROCHUT, J. *Quem tem medo de escuro?* 2.ed. Editora Scipione, 1993.

_____ . *Quem tem medo de fantasma?* Editora Scipione, 1995.

_____ . *Quem tem medo de monstro?* Editora Scipione, 1995.

JOSÉ, E. *As histórias e os lugares*. Paulus Editora, 2005.

_____ . *É hora de jogar conversa fora*. Paulus Editora, 2004.

_____ . *Gente e mais gente*. Paulus Editora, 2005.

_____ . *Histórias sorridentes de unhas e dentes*. Paulus Editora, 2003.

_____ . *O contador de vantagens*. Paulus Editora, 2005.

_____ . *Que confusão, seu Adão*. Paulus Editora, 2003.

_____ . *Se tudo isso acontecesse*. Paulus Editora, 2004.

LALAU. *Quem é quem*. Cia. das Letrinhas, 2002.

LAMBERT, J. *Essa não*. Cia. das Letrinhas, 1992.

ORTHOF, S. *Fada fofa, onça fada*. Editora Ediouro paradidáticos, 1998.

_____ . *Uxa, ora fada, ora bruxa*. 14.ed. Editora Nova Fronteira, 1985.

_____ . *Nana Pestana*. Editora Nova Fronteira, 2004.

_____ . *Ciranda de anel e céu*. Global Editora, 1997.

_____ . *A história Vira-lata*. Série Rabicho. Editora Braga, 1986.

_____ . *História avacalhada*. Série Rabicho. Editora Braga, 1997.

_____ . *História enroscada*. Série Rabicho. Editora Braga, 1997.

PINTO, C. (Ciça). *O passeio*. Nova Fronteira, 2003.

_____ . *Rola rima*. Nova Fronteira, 2004.

QUEIRÓS, B. *De letra em letra*. Moderna Editora, 2004.

QUINTANA, M. *Pé de Pilão*. 8.ed. Editora Ática, 2000.

ROBB, J.; STRINGLE, B. (trad. Luciano Machado) *A história do cão*. 10ª Editora Ática, 2004. (Série Lelé da Cuca.)

_____ . *A história do morcego*. 5ª reimp. Editora Ática, 2004. (Série Lelé da Cuca.)

RODRIGUES, C. *Quem viajou de ônibus? - um livro que brilha e rima*. Impala Editores, 2004.

ROTH, O. *Duas dúzias de coisinhas à-toa que deixam a gente feliz*. 8.ed. Editora Ática, 2000.

_____ . *Outras duas dúzias de coisinhas à-toa que deixam a gente feliz*. 4.ed. Editora Ática, 2000.

SÁ, E. *Meu primeiro livro de poesia*. SA Editora, 2002.

SANTOS, C. *O menino que descobriu as palavras*. 11.ed. Editora Ática, 2000.

SIGUEMOTO, R.; MARTINEZ. *Bum-que-te-bum-bum-bum*. 2.ed. Editora do Brasil S/A, 1991.

_____ . *O esquilo esquisito*. 2.ed. Editora do Brasil S/A, 1991.

_____ . *O toró*. 2.ed. Editora do Brasil S/A, 1991.

_____ . *Ai, que medo*. 5.ed. Editora Scipione, 1988. (Coleção Leiturinhas.)

_____ . *A vaca Rebeca*. 7.ed. Editora Scipione, 1988. (Coleção Leiturinhas.)

_____ . *O colibri e a sucuri*. 5.ed. Editora Scipione, 1988. (Coleção Leiturinhas.)

CDS COM CANTIGAS DE RODAS

Há vários disponíveis no mercado.

BIBLIOGRAFIA COMENTADA DE HISTÓRIAS RIMADAS EM INGLÊS

AARDEMA, V. *Bringing the rain to Kapiti Plain*. New York: The Dial Press, 1981.

AHLBERG, J. *Each peach pear plum*. New York: Viking, 1979. Texto rimado, com ilustrações, convida o leitor a jogar O espião com diversos personagens folclóricos da Mamãe Ganso e outros.

_____ . *Where's my teddy?* Cambridge, MA: Candlewick Press, 1992. Quando um menininho chamado Eddie sai em busca de seu ursinho de pelúcia perdido, encontra um urso enorme, com um problema parecido. (Do mesmo autor temos, publicado no Brasil, o livro *Pato atolado*. Brinque Book, 2000.)

ALDA, A. *Sheep, sheep, sheep, help me fall asleep.* New York: Bantam Doubleday Dell Books for Young Readers, 1992. É hora de dormir e, quando mamãe sai do quarto, esta criança pequena, que ainda não está pronta para pegar no sono, conta ovelhas, além de outros animais, fazendo diversas coisas.

_____ . *Pig, horse, cow, don't wake me now.* New York: Bantam Doubleday Dell Books for Young Readers, 1994. Texto lúdico, em verso, descreve uma criança pequena e animais pequenos, que precisam de um pouco de adulação para acordar de manhã.

BAYER, J. *A my name is Alice.* New York: The Dial Press, 1984. Por meio de aliterações vívidas, descreve-se um personagem para cada letra do alfabeto, falando seu nome, onde mora e o que faz.

BERENSTAIN, S.; BERENSTAIN, J. *The Berenstain bears and the ghost of the forests* New York: Random House, Inc., 1988. A tentativa de Papai Urso de assustar uns jovens campistas contando-lhes histórias de fantasmas no bosque termina de forma inesperada, com uma dupla lição sobre fantasmas.

BROWN, M. *Pickle things.* New York: Parents Magazine Press, 1994. Em texto rimado e com ilustrações, descrevem-se todas as muitas coisas que um pepino não é.

BROWN, M.W. *Goodnight moon.* New York: Scholastic, 1989. (Do mesmo autor temos, publicado em português, *Boa noite, lua.* Martins Fontes, 1997.)

_____ . *Four fur feet.* New York: Bantam Doubleday Dell Books for Young Readers, 1993. À medida que as "quatro patas" (*four fur feet*) de um animal viajam pelo mundo, as crianças são levadas ao padrão repetido de todas as frases e às descrições simples das viagens do animal.

BUCKNALL, C. *One bear all alone.* New York: The Dial Press, 1985. Relata as atividades de dez ursos durante um dia cheio.

BUNTING, E. *In the haunted house.* New York: Clarion Books, 1991. Uma menininha e seu pai exploram uma casa escura e misteriosa, que acaba revelando-se uma "Casa de Dia das Bruxas".

BUTLER, J.; SCHADE, S. *I love you, good night.* New York: Simon & Schuster, 1998. Mãe e filha dizem o quanto se amam na hora de dormir, por meio de jogos de linguagem rimados. Por exemplo, a filha diz que ama sua mãe tanto quanto panquecas (*blueberry pancakes*), e a mãe responde que a ama tanto quanto *milkshakes*.

CAMERON, P. *"I can't," said the ant.* New York: Coward-McCann, 1961. A formiga luta em vão para resgatar Dona Bule do chão da cozinha, mas, com a ajuda de amigos, ela finalmente é resgatada.

CAPUCILLI, A. *Inside a barn in the country.* New York: Scholastic, 1993. Um após o outro, os animais em um celeiro vão se acordando com os sons singulares que cada um faz.

CARLE, E. *All about Arthur (an absolutely absurd ape).* New York: Franklin-Watts, 1974. Arthur, um macaco que toca acordeão, vai de cidade em cidade fazendo amigos cujos nomes começam com o mesmo som inicial da cidade em que vivem, como as "Pedro Paulo em Paulínia" (*Young Yak in Yonkers*).

CARTER D. *More bugs in boxes.* New York: Simon & Schuster, 1990. Este livro, com dobraduras, usa a aliteração para perguntar e responder sobre os insetos de imitação encontrados em várias caixas.

CHAPMAN, C. *Pass the fritters, critters.* New York: Four Winds Press, 1993. Animais famintos passando a comida durante uma refeição aprendem que "por favor" são palavras mágicas.

COLE, J. *Anna Banana: 101 jump rope rhymes.* New York: Morrow Junior Books, 1989. Um conjunto de 101 rimas para pular corda, organizadas e ilustradas segundo o tipo de habilidade necessário.

COOPER, M. *I got a family.* New York: Holt, Rinehart & Winston, 1993. Em versos rimados, uma menininha descreve como os membros de sua família fazem com que se sinta amada.

DE REGNIERS, B., MOORE, E., WHITE, M.; CARR, J. *Sing a song of popcorn.* New York: Scholastic, 1988. Poesias de poetas muito apreciados, do clássico ao contemporâneo, todas com lindas ilustrações de artistas premiados com a medalha Caldecott.

DEGEN, B. *Jamberry.* New York: Harper & Row, 1983. Um menininho, caminhando na floresta, encontra um ursão amável, que o leva em uma deliciosa aventura para colher frutinhas, no mundo mágico de Frutalândia.

DEMING, A.G. *Who is tapping at my window?* New York: Penguin, 1994. Por meio de rimas com nomes de animais, uma criança tenta descobrir quem está batendo à sua janela.

DODDS, D.A. *The color box.* Boston: Little, Brown, 1992. O macaco Alexander encontra uma caixa de aparência extraordinária, contendo manchas coloridas, através das quais ele viaja por muitas paisagens de diferentes cores. Cada página tem um furo que revela a próxima cor que ele encontrará.

EHLERT, L. *Eating the alphabet: Fruits and vegetables from A to Z.* San Diego: Harcourt Brace Jovanovich, 1989. Imagens de frutas e legumes, com cores brilhantes, são apresentadas para cada letra do alfabeto.

_____. *Nuts to you.* San Diego: Harcourt Brace Jovanovich, 1993. Um esquilo malvado vive uma aventura dentro de um apartamento urbano.

EMBERLEY, B. *One wide river to cross.* Boston: Little, Brown, 1992. Em versos rimados, descreve-se a reunião de animais quando começa a chuva, nessa adaptação do *spiritual* afro-americano sobre a Arca de Noé.

FLEMING, D. *In the tall, tall grass.* New York: Holt, Rinehart & Winston, 1991. Um texto rimado (*crunch, munch, caterpillar's lunch*) apresenta a visão de um bebê acerca das criaturas encontradas na grama da hora do almoço ao cair da noite, como abelhas, formigas e marmotas.

_____. *In the small, small pond.* New York: Holt, Rinehart & Winston, 1993. Ilustrações e textos rimados descrevem as atividades de animais que vivem em um pequeno lago e ao seu redor, da primavera ao outono.

_____. *Barnyard banter.* New York: Holt, Rinehart & Winston, 1994. Todos os animais rurais estão onde deveriam estar, fazendo seus ruídos característicos com exceção do ganso perdido.

FLORIAN, D. *A winter day.* New York: Greenwillow Books, 1987. Uma família relaxa e se diverte em um dia de inverno.

_____. *The beast feast.* New York: Scholastic, 1994. Cada poema nesta coletânea descreve um animal diferente, em versos rimados.

FORTUNATA. *Catch, a little fox.* New York: Scholastic, 1968. Um grupo de crianças planeja uma caçada, descrevendo em versos rimados os animais que irá caçar e onde os colocará.

FOX, M. *Time for bed.* San Diego: Harcourt Brace Jovanovich, 1993. Uma maravilhosa história para a hora de dormir, em verso, descreve como um animal após o outro é colocado na cama, com o último sendo uma criança que diz "boa noite".

GALDONE, P. *Henny Penny.* New York: Scholastic, 1968. Essa história clássica, usando nomes que rimam para os personagens, descreve Henny Penny correndo de um lugar ao outro, alertando o rei e seus amigos que o céu está desabando.

GERAGHTY, P. *Stop that noise!* New York: Crown, 1992. Um camundongo está incomodado com os diversos sons da floresta, até que ouve um buldôzer derrubando árvores.

GORDON, J. *Six sleepy sheep.* New York: Puffin Books, 1991. Ao tentar pegar no sono, seis ovelhas fazem uma série de coisas engraçadas, como contar histórias assustadoras e bebericar uma sopa, sendo que toda˥ as atividades começam com a letra *s*.

GREENE, C. *The thirteen days of Halloween.* Chicago: Childrens Press, 1983. Uma versão "Dia das bruxas" de "The Twelve Days of Christmas," apresentando presentes típicos, como morcegos, gnomos, aranhas, vermes e fantasmas.

GROSSMAN, B. *The banging book.* New York: HarperCollins, 1995. Crianças muito barulhentas descobrem que construir coisas batendo é muito mais gratificante do que desmontá-las.

_____ . *My little sister ate one hare.* New York: Crown, 1996. A irmãzinha não tem qualquer problema para comer uma lebre, duas cobras e três formigas, mas quando chega a dez ervilhas, vomita tudo.

GUARINO, D. *Is your mama a llama?* New York: Scholastic, 1989. Uma pequena lhama pergunta a seus amigos se suas mamães são lhamas e descobre, em rima, que suas mães são outros tipos de bichos.

HAGUE, K. *Alphabears.* New York: Henry Holt & Co., 1984. Neste livro com lindas ilustrações, as qualidades especiais de ursos com nomes equivalentes às letras do alfabeto são descritas em rima.

HAGUE, M. *Teddy bear, teddy bear. A classic action rhyme.* New York: Morrow Junior Books, 1993. Uma versão ilustrada da rima tradicional que se segue às atividades de um urso de pelúcia.

HAWKINS, C.; HAWKINS, J. *Pat the cat.* New York: G. P. Putnam's Sons, 1983.

_____ . *Mig the pig.* New York: G. P Putnam's Sons, 1984.

_____ . *Jen the hen.* New York: G.P. Putnam's Sons, 1985.

_____ . *Tog the dog.* New York: G.P. Putnam's Sons, 1986. Nesta série de livros que trocam as letras iniciais enquanto mantêm o padrão de ortografia durante a história, as crianças desenvolvem consciência fonêmica e familiaridade com padrões ortográficos comuns.

HELLER, R. *Chickens aren't the only ones.* New York: Grosset & Dunlap, 1981. Uma introdução, com imagens, aos animais que botam ovos, incluindo galinhas e outras aves, répteis, anfíbios, peixes e até alguns mamíferos.

HENNESSY, B.G. *The missing tarts.* New York: Viking, 1989. Quando a Rainha de Copas descobre que suas tortas de morango foram roubadas, ela lança mão de muitos personagens de rimas infantis conhecidas para encontrá-las.

_____ . *Eeney, Meeney, Miney, Mo.* New York: Viking, 1991. Eeeney, Meeney, Miney, e Mo vão passear na selva, juntando animais enquanto caminham.

HOBERMAN, M.A. *A house is a house for me.* New York: Puffin Books, 1982. Lista, em rima, as habitações de vários animais e coisas.

HUTCHINS, P. *Don't forget the bacon.* New York: Mulberry, 1976. Neste livro de rimas e jogos de linguagem, um menino vai ao mercado para sua mãe e traz todas as compras erradas.

HYMES, L.; HYMES, J. *Oodles of noodles.* New York: Young Scott Books, 1964. Nesta coletânea de poemas, as palavras rimam e usam os mesmos sons iniciais para criar palavras sem sentido e completar o verso.

JOHNSTON, T. *Little bear sleeping.* New York: G. P. Putnam's Sons, 1991. Nesta história contada em verso, um urso bocejando tenta convencer sua mãe que não está na hora de ir para a cama.

JORGENSEN, G. *Crocodile beat.* New York: Scholastic, 1988. Um crocodilo fica à espreita perto do rio, esperando sua presa, enquanto muitos outros animais chegam perto para brincar.

KOMAIKO, L. *Annie Bananie.* New York: Harper & Row, 1987. Triste porque sua melhor amiga, Annie Bananie, está se mudando, uma menininha relembra como elas haviam se divertido juntas.

_____. *Earl's too cool for me.* New York: Harper & Row, 1988. As travessuras e aventuras do menino Earl, muito bacana, incluem andar na Via Láctea, cultivar uma rosa em suas unhas e andar de balanço com gorilas.

KRAUSS, R. *I can fly.* New York: Golden Press, 1985. Descrito em rima, apresenta uma criança imitando as ações de diversos animais.

KUSKIN, K. *Roar and more.* New York: Harper Trophy, 1990. Através de poemas e figuras, uma criança é levada a prestar atenção aos sons que os animais fazem.

LERNER, S. *Big Bird says* _____: *A game to read and play.* New York: Random House., 1985 Personagens de Vila Sésamo brincam de algo em que obedecem ordens do Garibaldo.

LEWISON, W. *Buzz said the bee.* New York: Scholastic, 1992. Na construção de uma torre de animais, cada um deles faz algo que rima com o animal em que vai subir.

LINDBERGH, R. *The day the goose got loose.* New York: The Dial Press, 1990. No dia em que o ganso se solta (*the goose gets loose*), reina a confusão na fazenda, com a reação dos animais.

MARTIN, B. *Sounds of a pow-wow.* New York: Holt, Rinehart & Winston, 1974. Uma coletânea de canções para as crianças compartilharem, algumas delas com um pouco de aliteração.

MARTIN, B.; ARCHAMBAULT, J. *Barn dance!* New York: Holt, Rinehart & Winston, 1986. Sem conseguir dormir em uma noite de lua cheia, um menininho segue o som da música pelos campos e encontra uma dança de celeiro incomum.

_____. *Here are my hands.* New York: Holt, Rinehart & Winston, 1987. O dono de um corpo humano o celebra apontando várias partes e mencionando suas funções, desde *mãos para agarrar e jogar* até *a pele que me embrulha*.

_____. *Up and down on the merry-go-round.* New York: Henry Holt & Co., 1988. Nesta história rimada, as crianças descrevem as visões e sons de quando se anda de carrossel.

_____. *Chicka chicka boom boom.* New York: Simon & Schuster, 1989. Uma rima/cantiga descreve o que acontece quando o alfabeto inteiro tenta subir em um coqueiro.

MARTIN, B.; CARLE, E. *Polar bear, polar bear, what do you hear?* New York: Simon & Schuster Books for Young Readers, 1991. Animais do zoológico, de um urso polar a uma morsa, fazem seus sons específicos uns aos outros, enquanto as crianças imitam os sons para o responsável pelo zoológico.

MARTIN, L. *When dinosaurs go visiting.* New York: Scholastic, 1993. As preparações e festividades para uma família de dinossauros fazer uma visita são descritas em versos rimados.

MARZOLLO, J. *The teddy bear book.* New York: The Dial Press, 1989. Uma coletânea de canções, rimas, cantigas para pular corda, poemas, aclamações e histórias em forma de poesia homenageiam o urso de pelúcia através das rimas.

_____. *Ten cats have hats.* New York: Scholastic, 1994. Figuras e textos rimados apresentam os animais, de um urso a dez gatos, com seus pertences variados.

McKISSACK, P.; McKISSACK, F. *Bugs!* Chicago: Childrens Press, 1988. Textos simples e ilustrações de diversos insetos introduzem os números de 1 a 5.

McPHAIL, D. *Pigs aplenty, pigs galore*. New York: Dutton Children's Books, 1993. Muitos porcos invadem uma casa e fazem uma festa maravilhosa.

MEDEARIS, A.S. *Dancing with the Indians*. New York: Holiday House, 1991. Ao ir a uma celebração dos índios Seminole, uma família afro-americana assiste e toma parte em várias danças empolgantes.

MIRANDA, A. *Picnic: An alphabet book in rhymes*. Honesdale, PA: Boyds Mill Press, 1996. Porcos reúnem-se para seu piquenique anual, neste livro alfabético rimado.

NEITZEL, S. *The jacket I wear in the snow*. New York: Greenwillow Books, 1989. Uma menininha diz os nomes de todas as roupas que deve usar para brincar na neve.

_____ . *The dress I'll wear to the party*. New York: Greenwillow Books, 1992. Em versos cumulativos, uma menina descreve como está vestida com as roupas de festa de sua mãe.

NERLOVE, M. *Hanukkah*. Niles, IL: A. Whitman, 1989. Texto em rima e ilustrações acompanham as atividades de um menininho e de seus pais, enquanto se preparam para celebrar o chanukah.

OBLIGADO, L. *Faint frogs feeling feverish and other terrifically tantalizing tongue twisters*. New York: Viking, 1983. Apresenta-se um verso para cada letra do alfabeto, usando trava-línguas e aliteração.

OCHS, C.P. *Moose on the loose*. Minneapolis, MN: Carolrhoda Books, 1991. O responsável por um zoológico percorre a cidade procurando um alce à solta ([moose on the loose]), e cada pessoa a quem ele pergunta não viu o alce, mas viu um animal diferente, como um porco de peruca ([pig wearing a wig]).

OPPENHEIM, J. *Not now! said the cow*. New York: Bantam Books, 1989. Nesta história, baseada em "The Little Red Hen," uma vaquinha preta pede que seus amigos bichos a ajudem a plantar uns milhos.

___ . *Eency weency spider*. New York: A Byron Preiss Book, 1991. Depois de subir o jorro d'água, a aranha *Teency Weency* encontra *Little Miss Muffet, Humpty Dumpty* e *Little Jack Homer*.

___ . *"Uh-oh!" said the crow*. New York: Bantam Books, 1993. Em uma noite escura e ventosa, os animais no celeiro estão assustados com os estranhos ruídos acima deles e pensam que pode haver um fantasma no celeiro.

OTTO, C. *Dinosaur chase*. New York: Harper Trophy, 1991. Aliteração e rima são usadas nesta história que uma mamãe dinossauro lê para seu filhinho, sobre dinossauros que se arrastam, rastejam, andam na ponta dos pés e caçam.

PARRY, C. *Zoomerang-a-boomerang: Poems to make your belly laugh*. 1991. Uma coletânea de poemas muito simples jogando com a língua.

PATZ, N. *Moses supposes his toeses are roses*. San Diego: Harcourt Brace Jovanovich, 1983. Diversos jogos de linguagem que incluem assonância, rima, aliteração e trava-línguas envolvem o leitor nesta divertida coletânea de sete rimas.

PHILPOT, L.; PHILPOT, G. *Amazing Anthony ant*. New York: Random House, 1993. Baseado na antiga canção *The Ants Go Marching*, este livro acompanha a formiga Anthony em um labirinto, enquanto o leitor canta e levanta dobraduras que dão dicas para ajudar Anthony a encontrar o caminho.

PILKEY, D. *'Twas the night before Thanksgiving*. New York: Orchard Books, 1990. Alunos de escola em uma excursão à fazenda de Mack Nugget salvam as vidas de oito perus neste poema baseado em *The Night Before Christmas*.

POMERANTZ, C. *The piggy in the puddle*. New York: Macmillan, 1974. Sem conseguir convencer uma porquinha a não brincar chafurdando na lama, sua família acaba se juntando a ela em uma festa enlameada.

_____ . *If I had a paka.* New York: Mulberry, 1993. O autor manipula palavras e joga com a linguagem nesta coletânea de poemas representando 12 línguas.

PRELUTSKY, J. *It's Valentine's Day.* New York: Greenwillow Books, 1983. Uma coletânea de poemas para o dia de São Valentim, incluindo *I Made My Dog a Valentine* e *I Love You More Than Applesauce.*

_____ . *Tyrannosaurus was a beast. Dinosaur poems.* New York: Greenwillow Books, 1988. Coletânea de poemas rumorosos sobre dinossauros.

_____ . *Poems of A. Nonny Mouse.* New York: Alfred A. Knopf, 1989. Nesta divertida coletânea de poemas e trava-línguas, A. Nonny Mouse recebe crédito por todas as obras anteriormente tidas como de autor desconhecido.

_____ . *The baby Uggs are hatching.* New York: Mulberry, 1992. Usando rima e aliteração, 12 poemas descrevem as atividades de muitas criaturas incomuns.

PROVENSON, A.; PROVENSON, M. *Old Mother Hubbard.* New York: Random House, 1977. Nesta adaptação da rima tradicional, Old Mother Hubbard volta de cada uma de suas tarefas e encontra seu cachorro fazendo alguma atividade que rime com a tarefa.

RAFFI. *Down by the bay.* New York: Crown, 1987. Nesta canção, a mamãe pergunta ao filho, *Did you ever see a goose kissing a moose, a fly wearing a tie, or llamas eating pajamas down by the bay?.*

_____ . *Tingalayo.* New York: Crown, 1989. Neste livro escrito para fazer com que as crianças riam, um homem chama seu Tingalayo e descreve suas travessuras em rima e ritmo.

ROGERS, P. *What will the weather be like today?* New York: Greenwillow Books, 1990. Animais e seres humanos discutem, em versos rimados, as possibilidades para o clima do dia.

ROTHMAN, J. *This can lick a lollipop: Body riddles for kids.* Garden City, NY: Doubleday, 1979. Apresenta charadas em rima, sobre várias partes do corpo humano (textos disponíveis em espanhol e inglês).

SENDAK, M. *Alligators all around: An alphabet.* New York: Harper Trophy, 1990. Sendak usa aliteração para cada letra do alfabeto, para apresentar o leitor a jacarés que estão com dor de cabeça e têm cangurus.

SERFOZO, M. *Who said red?* New York: M. K. McElderry Books, 1988. Um diálogo em que um dos falantes deve insistir em um interesse na cor vermelha, e introduz essa tonalidade, bem como verde, azul, amarelo e outras.

SEUSS, Dr. *One fish, two fish, red fish, bluefish.* New York: Beginner Books, 1960. Um poema-história sobre as atividades de animais incomuns, como Nook, Wump, Yink, Yop, Gack e os Zeds. (Do mesmo autor em português: *Tonho choca o ovo* (2001); *Abaixo o lado debaixo* e *O gatola da cartola* (2000). Todos da Cia das Letrinhas.)

_____ . *Fox in socks.* New York: Random House, 1965. O foco deste livro divertido está em jogos de linguagem complicados, com mudanças sutis de vogais, à medida que a raposa tenta enrolar a língua do leitor.

_____ . In *a people house.* New York: Random House, 1972. Rimas de fácil leitura citam vários objetos domésticos comuns.

_____ . *There's a wocket in my pocket.* New York: Random House, 1974. Uma criança fala das criaturas absurdas que encontrou pela casa (*grush on my brush*) neste maravilhoso livro de jogos de linguagem, que substituem os sons iniciais de objetos domésticos comuns, para criar o absurdo.

_____ . *Dr. Seuss's ABC's* (2. ed.). New York: Random House, 1991. As travessuras de muitos personagens absurdos e bobos são descritas em aliteração, com um personagem diferente representando cada letra do alfabeto.

SHAW, N. *Sheep in a jeep*. Boston: Houghton Mifflin, 1986. Versos rimados são usados para registrar as loucas aventuras de um grupo de ovelhas que saem para andar de jipe.

_____ . *Sheep on a ship*. Boston: Houghton Mifflin, 1989. Usando rima e aliteração, este livro descreve as aventuras de algumas ovelhas que saem em uma viagem de navio.

SHEPPARD, J. *Splash, splash*. New York: Macmillan, 1994. Todos os tipos de animais, de uma abelha a uma rã, caem na água, fazendo seus barulhos ao caírem e se molharem.

SHOWERS, P. *The listening walk*. New York: HarperCollins, 1961. Uma menininha e seu pai dão uma caminhada e identificam os sons ao seu redor.

SILVERSTEIN, S. *A giraffe and a half*. New York: HarperCollins, 1964. Nesta história cumulativa, Silverstein constrói a história de uma girafa usando versos rimados para descrever a girafa, e então reverte os eventos. (Em português: Silverstein, S. *Uma girafa e tanto*. Editora Cosac & Naify [2003].)

SIMMONDS, P. *F-freezing ABC's*. New York: Alfred A. Knopf, 1995. Um tamanduá, um urso, um gato e um pato buscam um lugar quentinho para ficar.

SPEED, T. *Two cool cows*. New York: Scholastic, 1995. Uma adaptação moderna da tradicional rima infantil, *Hey Diddle Diddle*, encontra essas duas vacas bacanas tentando chegar à lua.

STAINES, B. *All God's critters got a place in the choir*. New York: Penguin, 1989. Este livro usa a rima para descrever o lugar que cada animal criado por Deus ocupa no coral do mundo.

TALLON, R. *Zoophabets*. New York: Scholastic, 1979. Aliterações descrevem um animal ficcional para cada letra do alfabeto, incluindo onde ele mora e o que come.

VAN ALLSBURG, C. *The Z was zapped*. Boston: Houghton Mifflin, 1987. Cada letra do alfabeto está envolvida em algum infortúnio aliterado, como *B is badly bitten*.

VAN LAAN, N. *A mouse in my house*. New York: Alfred A. Knopf, 1990. Uma casa parece conter toda uma mistura variada de animais ativos que se metem em todo o tipo de travessuras e confusões, mas no fim se descobre que eles são todos o jovem narrador.

VAN RYNBACH, I. *Five little pumpkins*. Honesdale, PA: Boyds Mill Press, 1995. A tradicional rima dos dedos, ilustrada com vívidas aquarelas.

WELLS, R. *Noisy Nora*. New York: The Dial Press, 1973. Sentindo-se negligenciada, Nora faz cada vez mais barulho para atrair a atenção de seus pais.

WESTCOTT, N.B. *The lady with the alligator purse*. Boston: Little, Brown, 1988. A rima de pular corda/sem sentido mostra um jovem Tiny Tim doente.

WILLIAMS, S. *I went walking*. San Diego: Harcourt Brace Jovanovich, 1990. Durante uma caminhada, um menininho identifica animais de diferentes cores.

WINTHROP, E. *Shoes*. New York: Harper Trophy, 1986. Uma olhada em muitos tipos diferentes de sapatos através de rima e ritmo.

WOOD, A. *Silly Sally*. San Diego: Harcourt Brace Jovanovich, 1992. Uma história rimada de Silly Sally, que faz muitos amigos ao viajar à cidade, para trás e de cabeça para baixo.

YOLEN, J. *The three bears rhyme book*. San Diego: Harcourt Brace Jovanovich, 1987. Quinze poemas retratam seus ursos conhecidos e seu amigo Goldie em atividades como dar um a caminhada, comer mingau de aveia e fazer uma festa de aniversário.

YOUNG, R. *Golden bear*. New York: Viking, 1992. O urso dourado e seu amigo humano aprendem a tocar violino, falam com uma joaninha, fazem tortas de lama, fazem pedidos a estrelas e sonham juntos.

ZEMACH, M. *Hush, little baby*. New York: E.P. Dutton, 1976. Nesta tradicional cantiga de ninar em rima, os pais tentam acalmar um bebê que chora prometendo-lhe muitas coisas, incluindo um passarinho, um diamante, um bode e outras.

ZIEFERT, H.; BROWN, H. *What rhymes with eel?* New York: Penguin, 1996. Neste simples livro de dobraduras com texto e figuras, palavras rimadas são ligadas a imagens que rimam, possibilitando às crianças prever o que está sob a dobradura.

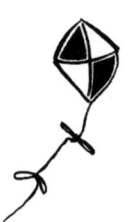

G

Poemas, parlendas, músicas infantis

Hoje é domingo
(Domínio público)

Hoje é domingo
Pede o cachimbo
O cachimbo é de barro
Bate no jarro
O jarro é fino
Bate no sino
O sino é de ouro
Bate no touro
O touro é valente
Bate na gente
A gente é fraco
Cai no buraco
O buraco é fundo
Acabou-se o mundo.

Uni, duni, tê
(Domínio público)

Uni, duni, tê,
Salamê, minguê.
O sorvete é colorê,
O escolhido foi você!

Ciranda, Cirandinha
(Folclore)

Ciranda, cirandinha,
Vamos todos cirandar,
Vamos dar a meia-volta,
Volta e meia vamos dar.

O anel que tu me deste
Era de vidro e se quebrou

O amor que tu me tinhas
Era pouco e se acabou.

Por isso, Mariana
Entre dentro desta roda
Diga um verso bem bonito
Diga adeus e vá-se embora.

Marcha Soldado
(Domínio Público)

Marcha, soldado,
Cabeça de papel.
Se não marchar direito
Vai preso pro quartel

O quartel pegou fogo,
A polícia deu sinal,
Acode, acode, acode
A bandeira nacional.

São João
(Folclore)

Cai, cai, balão
Cai, cai, balão,
Na rua do sabão,
Não cai não
Não cai não
Não cai não
Cai aqui na minha mão.

Um, dois, feijão com arroz
(Domínio público)

Um, dois,
Feijão com arroz.

Três, quatro,
Feijão no prato.

Cinco, seis,
Feijão francês.

Sete, oito,
Comer biscoito.

Nove, dez
Comer pastéis.

Rei, capitão
(Domínio público)

Rei, capitão
Soldado, ladrão
Moço bonito do meu coração.

O cravo brigou com a rosa
(Domínio público)

O cravo brigou com a rosa
Debaixo de uma sacada
O cravo saiu ferido
E a rosa despedaçada.

O cravo ficou doente
E a rosa foi visitar
O cravo teve um desmaio
E a rosa pôs-se a chorar.

Atirei o pau no gato
(Folclore)

Atirei o pau no gato-to,
Mas o gato-to,
Não morreu-reu-reu.

Dona Chica-ca,
Admirou-se-se
Com o berro, com o berro
Que o gato deu.
Miau!!!

Pirulito
(Domínio público)

Pirulito que bate, bate
Pirulito que já bateu
Quem gosta de mim é ela
Quem gosta dela sou eu

Pirulito que bate, bate
Pirulito que já bateu
A menina que eu amava
Coitadinha, já morreu.

Escravos de Jó
(Cantigas de roda)

Escravos de Jó
Jogavam caxangá
Tira, bota,
Deixa o zambelê ficar
Guerreiros com guerreiros
Fazem zigue-zigue-zá.

Eu fui no Tororó
(Folclore)

Eu fui no Tororó beber água e não achei,
Achei bela morena, que no Tororó deixei!

Aproveite, minha gente, que uma noite não é nada
Se não dormir agora, dormirá de madrugada!
Ô, ô, ô Antônia
Ô, ô, ô Antônia
Entrará na roda e ficará sozinha?
Sozinha eu não fico, nem hei de ficar
Porque tenho o Pedro para ser meu par!

O sapo
(Domínio público)

O sapo não lava o pé
Não lava porque não quer
Ele mora lá na lagoa
Não lava o pé, porque não quer
Mas que chulé!

Eu vi uma barata
(Domínio público)

Eu vi uma barata
Na careca do vovô
Assim que ela me viu
Bateu asas e voou.

A canoa virou
(Domínio público)

A canoa virou
Pois deixaram ela virar
Foi por causa de Maria
Que não soube remar

Se eu fosse um peixinho
E soubesse nadar
Eu tirava Maria
Do fundo do mar

Siri pra cá,
Siri pra lá
Maria é bela
E quer casar.

Bicharada
(Saltimbancos - Chico Buarque de Holanda)

Au, au, au, hi-ho, hi-ho
Miau, miau, miau, cocorocó.

O animal é tão bacana
Mas também não é nenhum banana.

Au, au, au, hi-ho, hi-ho
Miau, miau, miau, cocorocó.

Quando a porca torce o rabo
Pode ser o diabo, ora vejam só
Au, au, au, cocorocó.

Era uma vez (e é ainda)
Certo país (e é ainda)
Onde os animais eram tratados como bestas
(são ainda, são ainda).

Tinha um barão (tem ainda)
Espertalhão (tem ainda)
Nunca trabalhava e então achava a vida linda
(e acha ainda, e acha ainda).

Au, au, au, hi-ho, hi-ho
Miau, miau, miau, cocorocó.

O animal é paciente
Mas também não é um demente.

Au, au, au, hi-ho, hi-ho
Miau, miau, miau, cocorocó.

Quando o homem exagera
Bicho vira fera, ora vejam só
Au, au, au, cocorocó.

Puxa jumento (só puxava)
Choca galinha (só chocava)
Rápido, cachorro, guarda a casa, corre e volta
(só corria, só voltava).

Mas chega um dia (chega um dia)
Que o bicho chia (bicho chia)
Bota prá quebrar que eu quero ver quem paga o pato
Pois vai ser um saco de gatos.

Au, au, au, hi-ho, hi-ho
Miau, miau, miau, cocorocó.

O animal é tão bacana
Mas também não é nenhum banana.

Au, au, au, hi-ho, hi-ho
Miau, miau, miau, cocorocó.

Quando a porca torce o rabo
Pode ser o diabo, ora vejam só
Au, au, au, cocorocó.

Pato Pateta
(MPB4 – Musical Arca de Noé)
Lá vem o pato
Pata aqui, pata acolá
Lá vem o pato
Para ver o que é que há

O pato pateta
Pintou o caneco
Surrou a galinha
Bateu no marreco

Pulou do poleiro
No pé do cavalo
Levou um coice
Criou um galo

Comeu um pedaço
De jenipapo
Ficou engasgado
Com dor no papo

Caiu no poço
Quebrou a tigela
Tantas fez o moço
Que foi pra panela.

Tikki Tikki Tembo
(Folclore chinês)

Há muitos e muitos anos atrás, era costume na China dar ao filho primogênito nomes longos.

Em uma pequena vila, morava uma senhora com seus dois filhos. Um chamava-se *Sam* e o outro *Tikki Tikki Tembo No Sarimbo Hari Kari Bushkie Perry Pem Do Hai Kai Pom Pom Nikki No Meeno Dom Barako*.

Em um belo dia, os dois irmãos estavam brincando no jardim, perto de um poço. De repente, *Sam* caiu dentro do poço.

Tikki Tikki Tembo No Sarimbo Hari Kari Bushkie Perry Pem Do Hai Kai Pom Pom Nikki No Meeno Dom Barako foi correndo até a sua mãe e disse:

– Mãe, *Sam* caiu no poço! O que devemos fazer?
A mãe rapidamente, respondeu:
– *Sam* caiu no poço? Corra e conte ao seu pai.
Juntos correram até o pai e gritaram:
– Rápido! *Sam* caiu no poço! O que devemos fazer?
– *Sam* caiu no poço? Corram e contem ao jardineiro.
Todos correram até o jardineiro:
– Rápido! *Sam* caiu no poço! O que devemos fazer?
– *Sam* caiu no poço! – gritou o jardineiro.

Rapidamente ele buscou uma escada e puxou o pobre menino, que estava todo molhado e gelado de frio, mas feliz por estar vivo.
Alguns dias depois, foi *Tikki Tikki Tembo No Sarimbo Hari Kari Bushkie Perry Pem Do Hai Kai Pom Pom Nikki No Meeno Dom Barako* quem caiu no poço.
Sam foi correndo até a sua mãe e disse:

– Mãe, *Tikki Tikki Tembo No Sarimbo Hari Kari Bushkie Perry Pem Do Hai Kai Pom Pom Nikki No Meeno Dom Barako* caiu no poço! O que devemos fazer?

A mãe rapidamente, respondeu:
– *Tikki Tikki Tembo No Sarimbo Hari Kari Bushkie Perry Pem Do Hai Kai Pom Pom Nikki No Meeno Dom Barako* caiu no poço? Corra e conte ao seu pai.

Juntos correram até o pai e gritaram:

– Rápido! *Tikki Tikki Tembo No Sarimbo Hari Kari Bushkie Perry Pem Do Hai Kai Pom Pom Nikki No Meeno Dom Barako* caiu no poço! O que devemos fazer?

– *Tikki Tikki Tembo No Sarimbo Hari Kari Bushkie Perry Pem Do Hai Kai Pom Pom Nikki No Meeno Dom Barako* caiu no poço? Corram e contem ao jardineiro.

Todos correram até o jardineiro:

– Rápido! *Tikki Tikki Tembo No Sarimbo Hari Kari Bushkie Perry Pem Do Hai Kai Pom Pom Nikki No Meeno Dom Barako* caiu no poço! O que devemos fazer?

– *Tikki Tikki Tembo No Sarimbo Hari Kari Bushkie Perry Pem Do Hai Kai Pom Pom Nikki No Meeno Dom Barako* caiu no poço! – gritou o jardineiro.

Rapidamente ele buscou uma escada e puxou *Tikki Tikki Tembo No Sarimbo Hari Kari Bushkie Perry Pem Do Hai Kai Pom Pom Nikki No Meeno Dom Barako*. Mas o pobre menino já estava afogado. Demoraram muito para salvá-lo.

E, a partir desse dia, os chineses começaram a dar nomes curtos para seus filhos.

Publicado, em inglês, por Arlene Mosel (Nova York: Holt, Rinehart & Winston, 1968).

REFERÊNCIAS

ALBISSÚ, N. *Parlendas da Charalinda*. São Paulo: Paulinas, 1996.

ALMEIDA, T. (Coord.). *Quem canta seus males espanta*. São Paulo, Editora Caramelo, 1998.

SANSON, S. *Canta e dança*. São Paulo: Brinque-Book, 2003.

http://www.mvhp.com.br/infantis2.html

http://www.magossi3.hpg.ig.com.br/pagina078.htm

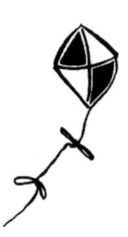

Índice

IMPRESSÃO:

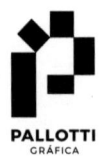

PALLOTTI
GRÁFICA

Santa Maria - RS | Fone: (55) 3220.4500
www.graficapallotti.com.br